JN105882

生命科学が解き明かす
食と健康

塩見 尚史・塩見 晃史 著

大学教育出版

は じ め に

　食品には、さまざまな機能を有する成分が含まれています。「医食同源」というように、どのように食べるかにより健康状態は大きくかわるため、多くのレシピ本で食品の有効性が取り上げられてきました。しかし、その多くは機能性成分を含む食材を使った料理を紹介するレシピ本であり、どの食品がどのような効能を有しているかについて詳しく知る機会はあまりありません。

　本書では、何をどのように食べれば健康になるのかを、生命科学分野の最新の研究に基づいて総合的な考察を行い、その結果をわかりやすいようにまとめました。さらに、その機能性成分をどのように食べることが理想的な食生活なのかについても解説しています。機能性成分の働き方については、少し難しい内容も含まれていますが、それを理解することが正しい食生活をデザインする力になります。理解できるまで何度か読み直してみてください。

　最後に本書を出版するにあたり、ご尽力くださいました大学教育出版の佐藤守さんに深く御礼申し上げます。

　2020年1月

塩見　尚史
塩見　晃史

生命科学が解き明かす食と健康

目　次

第1部　これだけは知っておきたい食の安全性

　普段から食べている食材には、体に悪い成分や毒素を含んでいるものが沢山あります。私たちは、食生活において「健康に良い成分」だけに注目しがちですが、健康に良い食べ方を実行するためには、「体に悪い成分」についても十分に知っておく必要があります。第1部では、食材に含まれる体に悪い成分について一緒に理解を深めましょう。

第1章　食品に潜む毒素のことを知ろう

1.1 果実と野菜には毒素が潜んでいる

●果実に含まれる毒素

　梅の話から始めます。青梅は梅干しや梅酒を作るのに使われますが、なぜ青梅のまま食べてはいけないのか知っていますか。実は、青梅には「アミグダリン」という毒素が含まれており[1]、特に種子の部分にはアミグダリンが多量に含まれているからです。そのため、梅の産地である和歌山では「梅は食べてもさね（種子）くうな。中に天神寝てござる」と言い伝えられてきました。

　アミグダリンは、腸内でエムルシンにより分解され、体に有害な「青酸」を生じます。青酸の致死量は50〜60mg程度で、青梅1粒から生じる青酸量は0.15mg程度です。そのため、1粒食べても死に至ることはありませんが、いくつか食べると消化不良や嘔吐などの中毒症状を起こす可能性があります。一方、青梅を梅干しや梅酒にした場合、体内で青酸が作られなかったり、アミグダリンが分解して無くなったりするので、安全に食べることができます。つまり梅干しや梅酒にする食べ方は、昔の人が長年の経験に基づいて見つけだした生活の知恵なのです。

　アミグダリンのように体内で青酸を生じる化合物を「青酸配糖体」と呼びます。アミグダリンを含んでいる植物は梅の他にも、杏、ビワ、アーモンドなどがあります（図1-1）。また、リンゴやサクランボは、実の部分にはアミグダリンをほとんど含んでいませんが、種の部分には多量に含んでいるので種を食べてはいけません。さらに、キャッサバには「リナマリン」という青酸配糖体が含まれています。タピオカは、キャッサバのでんぷんを精製して作られますが、精製過程で青酸配糖体は取り除かれます。

　青酸配糖体以外の毒素を実の部分に含んでいるケースもあります。例えば、ソテツの実は、熱帯、亜熱帯、奄美大島ででんぷん源として利用されてきました。ソテツには「サイカシン」という毒素が含まれています[2]。サイカシンは、腸内細菌によってメチルアゾキシメタノールに変化し、さらに分解されて、発がん性のジアゾメタンとホルムアルデヒドになります。過去に沖縄県や鹿児島県奄美群島で飢饉の際に、食料として飢えをしのぐためにやむなくソテツを食べてその毒にやられ、「ソテツ地獄」という言葉が生まれました。また、グアムのソテツを常食とする地域では筋萎縮性側索硬化症の症状が見られ、サイカシンがその原因と考えられています。ソテツのでんぷん質

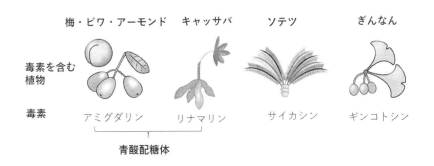

図1-1　可食部に含まれる青酸配糖体と毒素

を食べるためには、少し面倒な方法を使って、この毒を取り除かなければなりません。

　この他にも、銀杏には、「ギンコトキシン」と呼ばれる神経毒が含まれており、大量に食べるとビタミンB6欠乏症や痙攣、意識障害などを発症する恐れがあります。数個を焼いて食べたり、茶碗蒸しに入れたりするのは、まったく問題ありませんが、大量に食べることはできるだけ避けるべきです。特に、幼い子どもは、昔から言い伝えられているように、銀杏を食べさせない方が良いでしょう。

●山菜や葉野菜に含まれる「あく」

　植物は毒素だけでなく、にがみやえぐみも含んでいます。「あく」という言葉を聞くと、お肉からでる茶色いものを思い浮かべるかもしれませんが、あくとは、食材に含まれる体に有害な成分やえぐみ、苦みのことで、広い意味では毒素も含みます。普段よく食べる山菜には、多くの場合あくが含まれているので、「あく抜き」をしてから食べる必要があります（図1-2）。

　例えば、ワラビは「プタキロサイド」という成分を含んでおり[3]、体内でジェノンという強い発がん性物質に変化します。ワラビを与えた牛が骨髄障害や膀胱がんを引き起こした事例があり、この化合物が見つかりました。したがって、ワラビは食べる前にあく抜きを絶対にしなければいけません。ワラビのあく抜きは、重曹を入れた沸騰水に一晩入れておく方法が一般的です。プタキロサイドは、水溶性なのでワラビから溶け出すと同時に、無毒の化合物（プテロシンB）に分解されます。

　さらに、タケノコは、あくとして「ホモゲンチジン酸」と「シュウ酸」を含んでおり、収穫から時間が経過するほどその量が増えていきます。タケノコを食べたときに舌がピリピリとしびれることがありますが、それはあく抜きが不十分だったからです。これらの酸は水に溶け出しやすいので、米ぬか

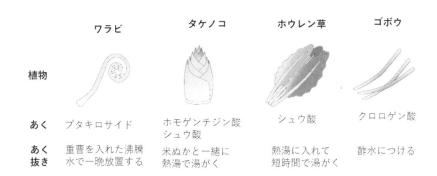

図1-2　代表的な食品に含まれるあくとあく抜きの方法

を入れたお湯でゆがくことによりあく抜きを行います。米ぬかは、タケノコを柔らかくすると同時に、栄養素を溶け出さないようにする役割があり、昔から用いられてきました。この他にも、酸を中和したり、カルシウム塩にしたりすることによってもタケノコのえぐみを取り除けます。わかめと一緒に炊くのも良いあく抜きの方法です。

　ほうれん草にもシュウ酸が含まれています。シュウ酸は、血中でカルシウムと結合してシュウ酸カルシウムの結晶になり、その結晶が結石や腎臓病を引き起こします。ほうれん草のあく抜きは、お湯で湯がくことにより可能ですが、ほうれん草に含まれる豊富な栄養素を失わないためには、さっとゆがくのが良いでしょう。同じ葉野菜でも、小松菜やチンゲンサイのシュウ酸含有量はそれほど多くないので、あく抜きは必ずしも必要ありません。一方、ゴボウには苦み物質の「クロロゲン酸」が含まれており、酢水やお湯によりあく抜きを行うのが一般的です。ただし、クロロゲン酸は抗酸化作用があり、その有効性が示唆されているので、食べても体に悪い成分ではありません。

　また、キャベツ、からし菜などのアブラナ科の植物にはゴイトリンが含まれており、甲状腺ホルモンの産生を抑制する作用（ゴイトロゲン作用）があ

ります。偏食により食べ過ぎると体に良くない程度で、通常の食事では、影響がでるほどの量ではありません。ただし、甲状腺機能低下の人は、その量を少し気にかける必要があるかもしれません。

　一言で「あく抜き」といっても、そのあくに該当する成分や性質は異なります。そのことをしっかり理解して、「あく抜き」を行うようにしてください。

●可食部以外に含まれる毒素

　「可食部」という言葉があるように、どの時期にどの部分を食べれば良いかを私たちは長年の経験を通じて見つけだしてきました。しかし、普段から食べている野菜や果物も、可食部以外の部分を食べると、そこには毒素が蓄積している場合が往々にしてあります（図1-3）。

　そのような例としてよく知られているのがジャガイモです。ジャガイモを放置しておくと芽が出ますが、芽の部分は食べられません。ジャガイモの芽には、「ソラニン」や「チャコニン」というアルカロイド系の神経毒が含まれています。それをある量以上摂取した場合、約1～2時間で吐き気、頭痛、下痢の症状がでます。多量に摂取してしまった場合には、溶血、運動中枢麻

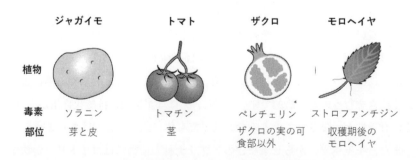

図1-3　可食部以外の部位に含まれる青酸配糖体と毒素

痺、局所刺激作用が生じてしまいます。多くの人は、ジャガイモの芽の部分が食べられないことを知っており、注意を払っていると思います。しかし、皮の部分にもソラニンが多く含まれていることはあまり知られていません。成人に対するソラニンの中毒量は200〜400mgで、皮ごと1個食べても大丈夫ですが、小さいサイズのジャガイモを何個も皮ごと食べると中毒の危険があります。特に乳幼児の中毒量は成人の1/10程度であり、幼稚園で育てた未熟なジャガイモを皮ごと幼稚園児が食べて、食中毒を起こした事例もあります。面倒でもジャガイモの皮は、むいて食べるようにしましょう。この他にも、ナスの実以外の部分にはソラニンが含まれており、トマトの茎や葉にはアルカロイド配糖体の「トマチン」が含まれています。さらに、ザクロの皮には駆虫剤として用いられる「ペレチエリン」が含まれています。これらの部分を食べることはまずありませんが、「可食部以外は食べてはいけない」ということをしっかり頭に留めておいてください。

　作物は収穫時期も大切であり、収穫時期を間違えると毒素が蓄積してしまうケースがまれにあります。例えばモロヘイヤがこれに該当します。モロヘイヤは、種子だけでなく成熟すると可食部の茎にも「ストロファンチジン」という毒素が含まれるようになります。ストロファンチジンは、アフリカ原住民が毒矢の毒として利用していた強い神経毒で、日本でも枝がついたままのモロヘイヤを黒毛和牛に誤って与えてしまい、牛3頭が死亡したという事例があります。一般に売られているモロヘイヤは、若い時期の葉と茎を収穫して販売しているので、ストロファンチジンを含んでいません。しかし、家庭菜園の場合、収穫時期が過ぎても「まだ食べられるかも」と思って食べてしまうことがあります。家庭菜園の場合には、育て方だけでなく、収穫方法や毒素に関しても十分な下調べをするように心がけましょう。

1.2 山菜採りとキノコ狩りの落とし穴

●山菜採りによる誤食

　毒素を含む植物やきのこを、普段食べている植物やきのこと見間違えて食べてしまうことを「誤食」といいます。山菜による食中毒のほとんどはこの誤食によるものです。以下に誤食の事例が多い植物[4]をいくつか紹介します（図1−4）。

　トリカブトは、花の形が烏帽子に似ていることからその名がつきました。トリカブトは、猛毒の「アコニチン」を含んでおり、かつてアイヌの人々はこの毒を毒矢に使用していました。50歳以上の人は「トリカブト保険金殺人事件」として記憶しているかもしれません。トリカブトは、山菜やヨモギと間違えてときどき誤食されています。さらに、ハシリドコロには、アルカロイド系の神経毒である「スコポラミン」や「アトロピン」が含まれています。この神経毒は副交感神経を麻痺させ、幻覚を見て走り回ることから、ハシリドコロと名前がつけられました。新芽がおいしそうな山菜の姿をしており、フキノトウと間違えることがあります。さらに、チョウセンアサガオもハシ

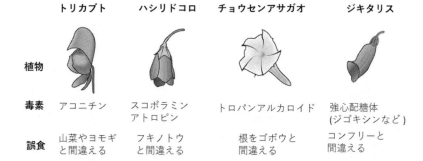

	トリカブト	ハシリドコロ	チョウセンアサガオ	ジキタリス
植物				
毒素	アコニチン	スコポラミン アトロピン	トロパンアルカロイド	強心配糖体 (ジゴキシンなど)
誤食	山菜やヨモギ と間違える	フキノトウ と間違える	根をゴボウと 間違える	コンフリーと 間違える

図1−4　誤食しやすい野草

リドコロと同じように、スコポラミンなどのトロパンアルカロイドを含んでおり、副交感神経を麻痺させることで幻覚の症状が表れます。チョウセンアサガオの根をゴボウと間違えて誤食するケースもあります。

　この他にもジキタリスは、その花の形から「魔女の指ぬき」や「血のついた男の指」という呼び名があり、ジキタリスの毒は古くからヨーロッパで恐れられてきました。花が咲いている時には絶対に誤食しないのですが、この植物の成長途中にコンフリーによく似た時期があり、誤食した事例が何件かあります。このように成長しきった姿はまったく異なる植物も、成長のある時期には山菜と似た姿になるものがあります。山菜採りは、それが本物かどうかを見分ける力を培ってから行くようにしてください。

●きのこ狩りの落し穴

　きのこを山の中で見つけたとき、「これを食べたらどんな味がするのだろう」という誘惑にかられた経験は、誰でもあると思います。トレッキングが静かなブームになり、キノコ狩りがテレビで時々紹介されていることもあって、キノコ狩りを楽しむ人が増えてきました。しかし、十分な知識の無いままキノコ狩りを行い、毒キノコを誤食してしまうケースが後をたちません[5]。

　食べられるきのこの選び方には、古くからの言い伝えがあります。例えば、「縦にさけるキノコは食べられる」や「色の鮮明なものには毒があり、色がおとなしいものは食べられる」などです。しかし、これらは何の根拠もない言い伝えであり、誤りであることは容易に理解できます。では、「塩漬けにすれば食べられる」や「油で炒めたり、乾燥すれば食べられる」という言い伝えはどうでしょうか。一見すると、こちらは正しいと思えるかもしれませんが、実はこれらも誤りです。キノコに含まれるほとんどの毒素は、加熱しても分解できません。毒キノコの毒を分解する調理方法などないのです。

　次に、特に誤食しやすいキノコの代表例を挙げます（図1-5）。キノコ

中毒の半数を占めるのが、ツキヨタケです。ツキヨタケは、椎茸やヒラタケと同じような姿で木に生えており、誤食してしまいます。このキノコは「イルジンS」を含み、誤食後30分〜3時間で発症して下痢、嘔吐を引き起こし、重篤な場合は痙攣を引き起こします。イッポンシメジも誤食されやすいきのこのひとつです。ホンシメジやウラベニホテイシメジなどの食べられるシメジ類と外観がよく似ていることから誤食が多く、ヨーロッパでは「キノコ好きの下剤」と呼ばれています。30分〜2時間ほどで下痢、嘔吐、頭痛の症状があらわれます。これらのキノコは、食用のキノコとよく似ており、十分な知識がないと見分けがつきません。しっかり見分けられるようになってから、キノコ狩りにでかけましょう。

　一方、「アマトキシン類」を含むタマゴテングダケ、ドクツルタケ、シロ

きのこ好きの下剤

ツキヨタケ　　イッポンジメジ
毒：イルジンS

ヤケドキン

皮膚が腫れる
（焼いた火箸でさされ
たような痛み）

ドクササコ
毒：クリチジン/アクロメリン酸

猛毒御三家

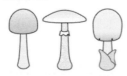

タマゴテングダケ/ドクツルタケ/
シロタマゴテングダケ
毒：アマトキシン類

赤い殺人キノコ

赤色キノコ
表面に毒を分泌

触るだけで皮膚
が腫れる

カエンタケ
毒：トリコテセン類

図1-5　誤食しやすいキノコと危険なキノコ

タマゴテングタケは、「猛毒キノコの御三家」と呼ばれています。これらキノコの誤食は少ないものの、毒素が猛毒なので、きのこによる死亡原因という点では大半を占めます。シロタマゴテングダケは、シロテングダケやマッシュルームと間違えることがあります。実際、マッシュルームとはそれほど似ていないのですが、マッシュルームが生えている姿を見る機会がないので、まれに勘違いしてしまいます。

　この他にも、さまざまな症状を発症する毒キノコがあります。ドクササコは食べられるキノコのカヤタケと見間違えて誤食されます。強い中枢神経毒の「アクロメリン酸」が含まれており、誤食すると手足の末端が赤くやけどのように腫れあがり、激痛がはしることから、「ヤケドキン」とも呼ばれています。この他にも、非常に危険なキノコがあります。誤食は少ないのですが、オオワライタケは、顔面神経を刺激して顔を引きつらせ、笑っているように見えることからこの名がつきました。また、カエンタケは、きのこの赤い姿がめずらしくて触りたくなるのですが、わずかな量を口にしただけで死に至る猛毒を持っており、さわるだけでも炎症を起こします。知らないキノコは、食べないだけでなく、さわらないというのが基本です。

　以上のように、植物の毒素の知識は健全な食生活に欠かすことができません。昭和の中頃に生まれた人は、両親や祖父母から、薬草や山菜の知識を聞かされて育ってきましたが、最近は薬草の話をする機会すら無くなってきました。そのせいか、今の若い人たちは薬草や山菜の知識がほとんどないようです。もちろん昔からの言い伝えには科学的根拠のないものや誤っていることもたくさん含まれているので、日ごろから正しい植物の知識を身につけるように心がけてください。

第2章　渦鞭毛藻や微生物が引き起こす食中毒

2.1 魚と貝は夏に毒化する

●毒魚と渦鞭毛藻

　第2章では、渦鞭毛藻や微生物が持っている毒素と食中毒の関係ついて説明します。普段食べている魚の中で、毒を持っている魚と言えば、やはりフグでしょう。てっさやてっちりの「てつ」は鉄砲のことで、鉄砲のように毒によく当たるということからその名がつけられました。フグは、「テトロドトキシン」という強い神経毒を臓器部分（特に卵巣と肝臓）に持っています[6]。魚の毒の強さは、マウスユニット（MU）という単位（1MUは、体重20gのマウスを30分で死亡させる毒量）を使い、ヒトの致死量は約1万MUです。テトロドトキシンは1mg当たり5,000MUに該当するので、フグ1尾で人を死に至らしめるのに十分な量の毒を持っている計算になります。

　フグ毒の中毒症状は、食後20分～3時間でしびれや嘔吐、頭痛など症状があらわれ、重症の場合は知覚麻痺や運動麻痺の症状があらわれて死に至ります。この毒素は、100℃で4時間加熱しても分解されないので、鍋にして食べたとしても無毒化されません。石川県の郷土料理にフグの卵巣を塩と糠で漬けた「ふぐの子の糠漬け」がありますが、卵巣の毒を抜くために、2年

もの年月を費やしています。フグがテトロドトキシンを蓄積する理由としては、東シナ海のドクサバフグやコモンダマシの筋肉にもテトロドトキシンがあることや養殖のフグは一般にテトロドトキシンを蓄積していないことから、テトロドトキシンを作る渦鞭毛藻類を食べたフグがこの毒素を蓄積すると考えられています。渦鞭毛藻類とは、2本の鞭毛を持つ単細胞藻類で、細胞の表面に縦横の溝を持つ独特の形をしていることから、このように呼ばれています。渦鞭毛藻類には、さまざまな毒素を作る「有毒渦鞭毛藻」が存在し、それらが多くの海洋生物を毒化し、生物濃縮により結果的に魚が毒を蓄積します。

　フグ以外の代表的な毒魚として、シガテラ毒魚があります[7]。シガテラ毒魚は、熱帯地方と亜熱帯地方に主に生息しており、奄美大島の「イシガキダイ」や沖縄のハタ類の「ミーバイ」などのように、レストランでは高級魚として取り扱われているため、シガテラ毒魚による中毒は沖縄で毎年発生しています。魚市場では毒化をチェックしていますが、自分で釣った魚はチェックできないので毒化に対する注意が必要です。

　シガテラ毒魚の代表的な毒素が「シガトキシン」です。シガトキシンはふぐ毒の20倍という猛毒ですが、幸いにも食べる部分の蓄積量は低いので、死に至ることはほとんどありません。食後1〜8時間で発症し、胃腸障害（嘔吐、下痢、腹痛）や循環器障害（血圧低下、不整脈）を引き起こします。ひどい症状の場合、「ドライアイスセンセーション」と呼ばれる体が水に触れると電気が走るような痛みを感じる特徴的な症状があるので、この毒による中毒かどうかを見分けることができます。シガテラ毒魚の場合も毒化は有毒渦鞭毛藻が原因で、*G. toxicus* などが海藻に付着し、それを巻貝や藻食魚が食べ、さらに肉食魚が食べるという生物濃縮により毒素が魚の体内に蓄積することがわかっています。

フグ

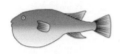

毒素：テトロドトキシン
海洋細菌（*Vibrio* 属、
Psuedomonas 属など）
からの食物連鎖

症状：初期症状は唇や指先
にしびれ。重傷では麻痺、
呼吸困難など

シガテラ毒魚

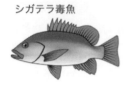

毒素：シガトキシン
海藻に付着している有
毒渦鞭毛藻*G. toxicus*
からの食物連鎖

症状：胃腸障害,循環障害、
ドライアイスセンセー
ション

図2-1　代表的な毒魚とその毒素

●有毒渦鞭毛藻類による貝の毒化

　「貝には毒のあるものとないものがあり、毒のない貝は一年中食べて良い」
と思っている人が多いかもしれません。確かに最近の流通や保存の技術は優
れているので、一年中貝を食べることができます。しかし、実は、貝類は夏
に毒化しています。三陸地方では昔からそのことをよく知っており、「初夏
に二枚貝を食べると下痢や腹痛を起こす」と言われてきました。その他にも
「牡蠣を食べるのは、ｒのつく月（10～12月）がよい」という言葉を耳にし
たことがあるかもしれません。こちらは「夏は栄養を使ってうま味が落ちる
のでそれらの月に食べるのが良い」というのが元の意味ですが、そのころ食
べるのが安全という意味でも使われています。

　貝が毒化するのも、有毒渦鞭毛藻が原因です。二枚貝の餌はプランクトン
であり、渦鞭毛藻も餌のひとつです。有毒渦鞭毛藻は気温上昇に伴って増え、
それを食べた二枚貝が夏場に毒化し、有毒渦鞭毛藻が減少する冬場に無毒化
していきます。この毒化はほとんどの二枚貝で起こり、カキ（牡蠣）、ホタ
テガイ、ムラサキガイ、イガイ、アサリ、チョウセンハマグリ、マボヤなど、
日常食べている貝類も毒化します。一方、サザエなどの巻き貝では、餌が異

なるため、有毒渦鞭毛藻による毒化はあまり起こりませんが、別の要因で毒化する場合があります。

　毒化した二枚貝による食中毒は、「麻痺性貝毒」と「下痢性貝毒」に分けられます。麻痺性貝毒は、サキシトキシン群、ゴニオトキシン群などの毒素を作る有毒渦鞭毛藻（*Alexandrium catenella*など）で毒化した二枚貝を食べて食中毒になったケースで、食後0.5〜3時間で発症し、唇、舌のしびれなどふぐ毒に似た症状を起こします。重症の場合、運動失調、言語障害に陥り死に至ることもある恐ろしい食中毒です。一方、下痢性貝毒は、オカダ酸やディノフィシストキシン群、ペクテノトキシン群などの毒素を作る有毒渦鞭毛藻で毒化した二枚貝を食べて食中毒になったケースで、食後4時間程度で発症し、下痢、吐き気、腹痛になりますが、3日程度で回復するのが一般的です。市場では毒力評価が行われているので、市場の貝は毒化の心配はいりませんが、自分で取ってきた場合には、毒化している場合があるので注意が必要です。

●魚介類に潜むウイルス

　ウイルスが感染した貝類による食中毒も存在します。最もよく知られているのが「ノロウイルス」による食中毒で、食べてから1〜2日後に発症し、吐き気、嘔吐、下痢、発熱の症状が起こります。ノロウイルスは熱に弱いため、食中毒は魚や貝類を生で食べた場合に起こります。牡蠣が原因であるノロウイルスによる食中毒が圧倒的に多いのは、生で食べられる貝として牡蠣が最も多いからであり、冬にノロウイルスによる食中毒が多いのは、生ガキを食べるのが冬に集中しているからです。なお、スーパーでときどき「生食用」と表示されていますが、この表示はそこに含まれる細菌量が少ないという意味であり、ノロウイルスに感染していないという意味ではありません。牡蠣を食べるときは、生食用と書いてあっても必ず加熱してから食べるよう

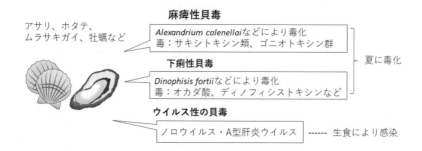

アサリ、ホタテ、
ムラサキガイ、牡蠣など

麻痺性貝毒

*Alexandrium calenellai*などにより毒化
毒：サキシトキシン類、ゴニオトキシン群

下痢性貝毒

*Dinophisis fortii*などにより毒化
毒：オカダ酸、ディノフィシストキシンなど

夏に毒化

ウイルス性の貝毒

ノロウイルス・A型肝炎ウイルス ------ 生食により感染

図2-2　貝類の毒化

にしてください。

　もうひとつの魚介類に感染するウイルスとして、「A型肝炎ウイルス」があります。B型肝炎やC型肝炎が血液や精液等により感染するのに対して、A型肝炎ウイルスは牡蠣やアサリなど魚介類の生食により感染します。A型肝炎ウイルスに感染した場合、黄胆や肝炎の症状が現れますが、正しい治療を行えば予後は良好で、慢性肝炎や肝硬変には移行しません。発展途上国のほとんどの人はA型肝炎ウイルスに対する抗体の保持者で、日本でも公衆衛生の悪かった時代を生きた高齢の人はその抗体を持っています。しかし、それ以下の世代の日本人はその抗体を持っていないので、貝類の生食は避けるべきでしょう。ちなみに食品を通じて感染する肝炎ウイルスとして、E型肝炎ウイルスも見つかっています。こちらは、イノシシ、シカ、ブタなどの肉の生食による感染が疑われています。

2.2　微生物が引き起こす食中毒とその予防

●細菌による食中毒

　微生物の中には、食品に感染して食中毒を引き起こすものがありますが[8]、その感染源や性質を理解しておけば、少しでもその食中毒を防げるはずです。本章では、代表的な食中毒菌（表2-1）の特徴とその予防法について説明します。

　まずサルモネラ菌について説明します。昭和の中頃までは、サルモネラ菌による食中毒は野ネズミが運ぶ菌、いわゆる「ネズミチフス菌」により引き起こされるものが主流でした。例えば、1936年にネズミチフス菌を持つネズミの排出物が浮き粉に入りました。そして、その大福を食べた運動会参加者2200名が食中毒になり、44名も死亡するという傷ましい事件が起こりました。その後、日本の公衆衛生は整備され、昭和の後期には沢山いた野ネズミも、都会ではほとんど見る機会がなくなりました。さらに、食品の管理も徹底されたため、ネズミチフス菌による食中毒は非常に少なくなっています。

　一方、最近のサルモネラ菌による食中毒は、「ゲルトネル菌」によるものです。ゲルトネル菌に感染したヒヨコが輸入され、それが次第に広がりました。卵の3000〜10万個に1個程度が汚染されていると言われています。この菌は鶏肉や鶏卵中に含まれ、食中毒の症状は発熱、腹痛、下痢などです。1990年ごろにティラミスを食べて600人以上が食中毒になったことから、この菌が注目されるようになりました。熱に弱いのですが凍結ではあまり死なないので、卵かけごはんや鳥のレバ刺しのような生食は、サルモネラ菌による食中毒のリスクがあります。鶏肉や卵は加熱して食べることが、この菌による食中毒を防ぐ最善策です。

　夏になると、時々お寿司を食べて食中毒が起こります。これは、海に生息する「腸炎ビブリオ菌」が原因のひとつと考えられます。さしみや寿司など

表2-1 食中毒菌および食中毒を引き起こすウイルス

主な食中毒菌や ウイルス	主な感染源	初期症状
サルモネラ菌	鶏肉・卵	腹痛、下痢、おう吐、発熱
腸炎ビブリオ菌	魚介類	激しい腹痛、下痢（発熱、おう吐）
黄色ブドウ球菌	炎症した皮膚	はき気、おう吐、腹痛
腸管出血性大腸菌	土壌等	激しい腹痛、血性下痢（下血）
ウェルシュ菌	土壌等	はき気、おう吐、腹痛（下痢）
ボツリヌス菌	土壌等	はき気、おう吐 神経障害（視力障害、言語障害）
ノロウイルス	魚介類	はき気、おう吐、発熱
A型肝炎ウイルス	魚介類	下痢、発熱、けん怠感（だるい感じ） おう吐、黄疸、肝腫大
E型肝炎ウイルス	豚、イノシシ	熱、吐き気、腹痛、黄疸

生の魚貝類を調理した時に、付着した腸炎ビブリオ菌が増殖して食中毒を起こします。この菌は、60℃では8～10分で死滅し、3～4％塩濃度を好むので真水で死滅するという性質があります。包丁などの調理器具を水でしっかり洗うことが、この食中毒を防ぐ上で大切です。

　ブドウ球菌も食中毒の原因になります。一般に、表皮ブドウ球菌は表皮に存在し、表皮を守る働きをしています。これに対して、黄色ブドウ球菌の中には病原性を有する菌がいます。病原性の黄色ブドウ球菌は、7％の食塩水中でも増殖可能で、耐熱性の毒素のエンテロトキシンを産生します。潜伏期間は1～6時間で、急性胃腸炎のような症状の後、嘔吐、腹痛、水様性の下痢、吐き気があります。ニキビや化膿した傷がある人による調理が主な感染

源で、外国では乳製品が原因となる食品ですが、日本では米飯（おにぎり、いなり寿司、赤飯）、サンドイッチ、ケーキなどが原因となる食品です。汚染食品を見分けにくいことや衛生状態が改善されてもあまり発生数が低下しない特徴があります。私たちがとれる対策としては、冷蔵保存を過信しないことや手をしっかり洗浄すること、そして、化膿している人や風邪をひいている人は調理をしないことです。

　この他にも、あまり聞き慣れない「アレルギー様食中毒」というものがあります。さんま、あじ、さばのようなヒスチジンを多く含有する魚にモルガン菌が付着し、それを知らずに放置した場合に、この菌の働きによりヒスチジンからヒスタミンが多量に作られます。ヒスタミンは、アレルギーの際にかゆみと水ぶくれの症状を促す物質で、それを多量に含む魚を食べてしまうと、あたかもその魚に対するアレルギー反応が出たように見えてしまいます。原因不明で体にじんましんが出た場合、アレルギー様食中毒の可能性があります（それ以外のケースもあります）。

●強い毒素を出す細菌による食中毒

　大腸菌は、大腸の中以外にもさまざまな場所に生息しています。多くの大腸菌群は病原性をもちませんが、病原性を有する大腸菌群もあり、その病原性の度合いによりいくつかに分類されます。その中で、最も重篤な症状を呈するのは、「腸管出血性大腸菌」です。腸管出血性大腸菌は、Vero毒素を分泌して、腸管に穴をあけます。主な症状は血便と激しい腹痛で、悪化すると腎機能低下、血小板減少などの溶血性尿毒症症候群を併発します。

　免疫力の弱い子どもやお年寄りが、この菌が原因の食中毒になると死に至ることも少なくありません。例えば、1990年、井戸水にいた腸管出血性大腸菌O157により食中毒が発生し、園児2人が死亡しました。その後もO157による食中毒は4〜5年ごとに発生して、死者を出し続けています。また、数

年前には、腸管出血性大腸菌のO111がユッケに感染して4名の死者が出た
ため、ユッケが禁止になったことは、みなさんの記憶に残っているでしょう。
腸管出血性大腸菌の感染ルートは多岐に渡るので、自分で防ぐことは難しい
と思います。血便と激しい腹痛があったら、できるだけ早く病院にいくこと
が大切です。

　もうひとつの強い毒素を出す食中毒菌が、「ボツリヌス菌」です。ボツリ
ヌス菌は、土壌や家畜などに広く分布します。ボツリヌス菌が増殖時に分泌
するボツリヌス毒素は、青酸カリの100万倍の毒性を有する神経毒です。潜
伏期間は12〜36時間で、嘔吐、頭痛、下痢などの急性胃腸炎のような症状
の後に、言語障害、運動麻痺などが起こります。　死亡例はほとんど呼吸麻
痺によるものです。ボツリヌス菌のやっかいなところは、密閉された容器で
も生息可能で、特にE型は低温でも増殖することです。この菌に汚染された
食品を菌が生き残ったまま真空パックすると、むしろこの菌にとっては好都
合な増殖環境になります。さらに、耐熱性を有する「芽胞」と呼ばれる内性
胞子をつくるため、100℃で6時間以上加熱しないと死にません。この菌に
よる食中毒は、魚由来による食品、ハムソーセージなどの食肉加工食品で主
に報告されています。1984年には、カラシレンコンにボツリヌス菌が感染し、
33人が食中毒（2名死亡）になる事件がありました。

　ボツリヌス毒素は数分の加熱で不活性化するので、できれば食べる前に加
熱するのがよいでしょう。ボツリヌス菌による食中毒に対する治療法は、胃
腸内の毒素を洗浄や浣腸により除去した上で、抗血清による治療になるので、
腸管出血性大腸菌の場合と同様にできるだけ早く病院に行くことが重要で
す。また、日本のはちみつの5％がボツリヌス菌に汚染していると言われて
います。昔から言われていることですが、天然のはちみつは、免疫力の弱い
乳幼児に食べさせない方がよいでしょう。

　また最近は、ボツリヌス菌と同じクロストリウム属のウェルシュ菌による

食中毒が増えています。ウェルシュ菌は、ボツリヌス菌と同様に芽胞を形成
し、易熱性の胞子は100℃で5分間加熱することにより死滅しますが、耐熱
性の胞子（A型菌）は、100℃で数時間加熱しても死にません。さらに、
ウェルシュ菌は偏性嫌気性菌ですが、酸素が少しあっても増えることができ
るので、加熱調理食品などでも食中毒が起こり、多くの食中毒の原因になっ
ています。ただし、毒素は腸管に作用するエンテロトキシンであり、ボツリ
ヌス菌ほど重篤な症状にはなりません。ウェルシュ菌は土壌等に広く分布し
ているので、ウェルシュ菌による食中毒を防ぐのは難しいのですが、少なく
とも食材、調理器具、手などをよく洗うようにしましょう。

●カビ毒による食中毒

　コウジカビやチーズのカビのように、食品の生産を手助けする優等生のカ
ビも沢山ありますが、カビの大半は、カビ毒（マイコトキシン）を持ってお
り、その種類は300種類以上にも及びます。マイコトキシンは一般に熱に対
して安定しており、100℃でほとんど分解せず、180℃で1時間熱を加えて
も半分程度しか分解しません。カビは、酸素と水分の多いところで増殖しや
すいため、穀物、ナッツ類、香辛料など、あまり水分を含まない食品がカビ
毒による食中毒の原因になります。

　カビ毒の中には、発がん性を有するものがあります。*Aspergillus flavus*
や *Aspergillus parasiticus* が産生するアフラトキシン類のカビ毒の中で、
「アフラトキシンB1」は最強のカビ毒といわれており、ヒトでは長期摂取に
より肝臓がんを引き起こします。さらに熱帯や亜熱帯の農産物がこのカビ毒
に汚染されることがあり、タイのライエ症候群、インドのクワシオルコル症
候群もアフラトキシンが原因ではないかと言われています。

　また、*Aspergillus ochraceus* や *Penicillium viridicatum* が産生する「オ
クラトキシン」も腎毒性及び肝毒性のカビ毒として知られており、マウスに

オクラトキシンを食べさせると、肝臓と腎臓にガンを発生させることがわかっています。バルカン諸国で発生している流行性腎臓病は、オクラトキシンAが原因ではないかと考えられています。

　日本では、輸入食品に対してカビ毒の検査が行われているので、輸入食品が汚染されている可能性は低く、まれにコーヒー豆や豆類などの輸入品から検出したという報告があるにすぎません。しかし、家庭菜園など自分で作る場合や家で食品を放置した場合にはカビが生えることもあるので、とにかくカビが一度生えたものは食べないように心がけましょう。これは余談ですが、*Aspergillus flavus* などのカビは生活空間のどこにでも生息しており、エアコンのフィルターからも見つかっています。日本の春から夏にかけての気候はカビにとって最適な気候なので、この季節はしっかり掃除をすることも、カビ毒により健康被害を受けないための大切なポイントです。

第3章　環境ホルモンと組換え作物の安全性

3.1 環境ホルモンが体に及ぼす影響

●環境ホルモンは性を攪乱する

　レイチェル・カールソンの『沈黙の春』（1962年初版）が話題を呼び、内分泌攪乱物質（通称：環境ホルモン）が注目を集めました。環境ホルモンとは、体内の性ホルモンと同じような働きをする化学物質で、限度を超えてそれを摂取してしまうと性ホルモンの誤作動を起こします（広い意味では性ホルモン以外のホルモンを攪乱する化合物も環境ホルモンに含みます）[9]。

　多くの農薬や有機化合物は、環境ホルモンとしての作用を有しています（図3-1）。例えば、アメリカフロリダ州のアポプカ湖でオスワニのペニスがない現象や、セグロカモメのつがいがメス同士など男性の女性化現象が見つかりました。その後の調査の結果、DDTがこの不可解な現象の原因であることがわかりました。殺虫剤として散布されたDDTが湖に住む水生生物に蓄積し、ワニやセグロカモメがそれを食べたために男性ホルモンを作る働きが阻害され、男性らしさが失われたのです。また、別の湖では「インポセックス」と呼ばれるイボニシ（貝）の雌にペニスが存在する現象、すなわち、雌の雄化現象が見つかりました。こちらは、トリブチルスズ（TBT）

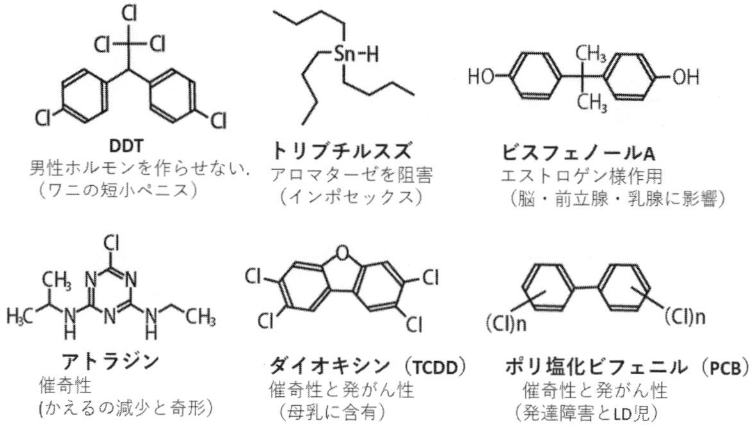

図3-1　生態系にさまざまな影響を及ぼす環境ホルモン

がアロマターゼを阻害して女性ホルモン（エストロゲン）がうまく作れなく
なり、男性ホルモンのテストステロンを蓄積したことが原因でした。この他
にも、エストロゲンと類似の構造を有するビスフェノールAやノニルフェ
ノールなどの多環性の有機化合物が、女性ホルモンと同様の働き（女性ホル
モンのふり）をすることも知られています。このように、有機化合物の中に
は、男性ホルモンや女性ホルモンの働きを狂わせ、男性や女性の体をうまく
作れなくする働きがあります。

●奇形を誘発する環境ホルモン

　奇形を誘発する化合物も広い意味では環境ホルモンであり、農薬などの化
学物質にはその危険性が疑われているものがあります（図3-1）。例えば、
農薬のアトラジンを過剰に使ったアメリカの水田は、指の本数が異常な蛙や
指の形が変形した蛙が見つかりました。日本のモンキーセンターでも1950
年代に野猿の餌づけを行った際に、手が未発達の奇形種が出現しましたが、

輸入大豆や輸入小麦を与えたときにその奇形の発症率が高いことから、ポストハーベスト農薬のチアベンダゾール（TPZ）が原因ではないかと考えられました。

　また、ダイオキシン類（ポリ塩化ジベンゾパラジオキシン（PCDD）、ポリ塩化ジベンゾフラン、コプラナーポリ塩化ビフェニル）は、発がん性と催奇性（奇形を生み出す力）が非常に高い危険な化合物で、低温でプラスチック等を燃焼すると発生します[10]。日本では、焼却炉でごみを焼却した際に発生していました。しかし、空気中のダイオキシン（PCDD）を吸った妊婦の母乳にダイオキシンが含まれていることが調査から明らかになったため、学校などに設置されていた焼却炉はほとんど撤去され、ごみ焼却場の焼却方法もできるだけダイオキシンを発生しないように改善されました。現在では、母乳中のダイオキシン量は十分に低下しています。

　環境ホルモンが問題視され始めた当初、ヒトに対してどの程度影響が出ているのかが問題になりました。ポリ塩化ビフェニル（PCB）に汚染された湖の魚を食べていると、子どものIQスコアが低下して読解力が悪化したという調査結果や、環境ホルモンが多動児などの障害の原因ではないかという報告がなされました。さらに、フランスの調査では環境ホルモンの影響により毎年2％精子の数が減少しており、数十年後には男性が無精子状態になるのではないかという衝撃的な報告もありました。しかし、その後の研究で、環境ホルモンにより精子の数が減少し続けているというのは誤りであるとの見解が出され、環境ホルモンへの不安はやわらいでいます。また、農薬の環境ホルモン作用が指摘されたことで農薬に対する安全性の意識が高まり、多くの危険性の高い農薬には使用規制が定められています。

●環境ホルモンに対する食生活の注意点

　生物学的な雄雌は染色体により決まりますが、自分が男か女かという自覚
は、脳が決めています。胎生期や妊娠6週目から24週目にかけて「アンド
ロゲンシャワー」と呼ばれる大量のテストステロンが分泌される時期があり、
脳の性を決めます。しかし、このときにホルモンのかく乱が起こると正しい
性を自覚できません。例えば、妊娠14～21日のラットに強いストレスを与
えると雄のラットの性行動に異常が起こり、戦争中の異常なストレスの環境
下で生まれた男性には同性愛者が多くなります。さらに、合成女性ホルモン
（DES）の作用を胎児期に受けた女性では同姓愛者や両性指向者が20％以上
という報告もあります。アポプカ湖のワニやセグロカモメのように環境ホル
モンが高濃度に存在する場所に生息していない限り、日常生活の中で環境ホ
ルモンの悪影響を受ける可能性は低いと考えられますが、妊娠時には環境ホ
ルモンに注意を払ってもよいでしょう。

　妊娠時に環境ホルモンの影響を防ぐには、生活面ではどんなことに気をつ
ければよいのでしょうか。当然のことですが、タバコ、合成女性ホルモン、
ストレスは胎児に影響するので、可能な限り避けるべきです。では、食べ物
に関してはどうでしょうか。食べ物に関して根拠のあるデータはほとんどな
く、妊娠時であっても食べ物が悪影響を及ぼす可能性は非常に低いと考えら
れます。あえて言えば、女性ホルモン様物質として疑われるスチレンモノ
マーがカップめんなどの発砲スチロールの容器に微量に含まれていますから、
妊娠時にはカップめんを食べ続けることを避けた方がよいかもしれませ
ん。

　また、大豆のイソフラボンも女性ホルモン様の働きをする物質です。大豆
のイソフラボンが環境ホルモンとして働く可能性あるいは悪影響を及ぼす可
能性は極めて低いのですが、妊娠時には大豆関連の食品ばかり異常に食べる
ことは、とりあえず避ける方が良いかもしれません。また、農薬に関しても、

環境ホルモンとして働くほどの量を日常生活の中で食品から摂取することは日本ではまずありませんが、少しでも農薬を摂取しない工夫を常に心がけるべきです。例えば、キャベツやレタスなどは、最外葉を除去し、野菜は、水洗いにより残存農薬を除去します。また、スパゲッティやラーメンなどは、スープとは別のお湯でゆでることでほとんど農薬を除去できます。

　以上のように、環境ホルモンは現在の日本ではほとんど影響がなく、日常の食生活でも気にする必要はありません。しかしながら、農薬に対して規制の甘い東南アジアの国々で長期間暮らした場合には、思いもかけない量の環境ホルモンを摂取してしまうかもしれません。環境ホルモンに対する知識だけは、しっかり持っていた方が良いと思います。

3.2　遺伝子組換え作物を食べる

●遺伝子組換え作物（GMO）
　遺伝子を導入して育種した作物である「遺伝子組換え作物（GMO）」は、いろいろな作物に対して適用されていますが（図3-2）[11〜12]、その中で最も代表的な「害虫抵抗性トウモロコシ」から説明します。
　アワノメイガの幼虫はトウモロコシを食い荒らす天敵です。この幼虫に対する生物農薬として、バチルスチューリンゲンシス（Bt菌）HD-1株が使われていますが、アワノメイガは茎の中に入り込むため、Bt菌を散布しても殺虫性タンパク質が幼虫に到達できず、十分な殺虫効果を得られません。そこで、殺虫性たんぱく質遺伝子Cyrをトウモロコシに組み込み、トウモロコシ自身に殺虫性タンパク質作らせるGMOが生み出されました。モンサント社の「YieldGard」、マイコジェン社の「KnockOut」や「NatureGard」などがこれに該当します。殺虫性たんぱく質を有するトウモロコシの茎をアワノメイガの幼虫が食べると、体内で中腸上皮細胞にある受容体と結合して消

化管に穴があき、死んでしまいます。これにより、アワノメイガの幼虫から
トウモロコシを守れるだけでなく、殺虫剤の散布回数が減るのでコストも削
減できます。

　もうひとつの代表的なGMOとして、除草剤耐性のダイズがあります。海
外では、除草剤としてグリホサートやグルホシネートが使われてきました。
グリホサートはEPSPSという酵素を阻害することにより、植物がアミノ酸
を合成できなくして枯らす除草剤です。EPSPSはすべての植物で働いてい
るので、グリホサートを散布すると根こそぎ植物を枯らしてしまいます。こ
れに対して、グリホサート耐性のGMOには、アグロバクテリウムのGOXが
組み込まれています。この酵素はグリホサートで阻害されないので、この遺
伝子を組み込んだ植物は、グリホサートに耐性を示し、グリホサートを散布

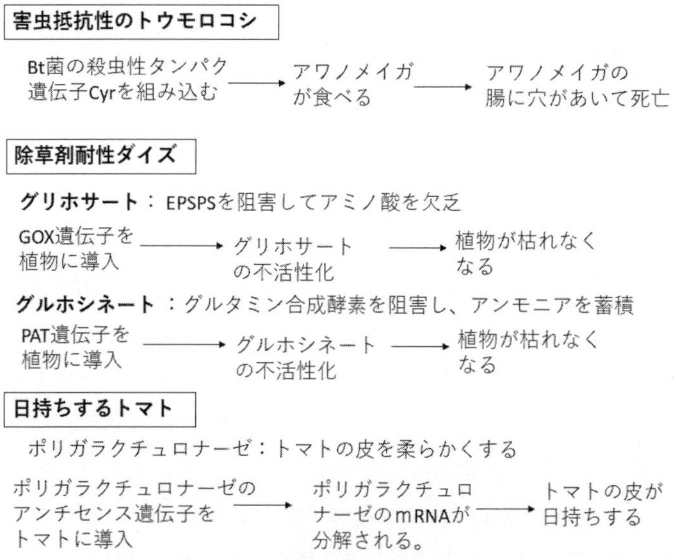

害虫抵抗性のトウモロコシ

Bt菌の殺虫性タンパク　　　　アワノメイガ　　　　アワノメイガの
遺伝子Cyrを組み込む　──→　が食べる　──→　腸に穴があいて死亡

除草剤耐性ダイズ

グリホサート：EPSPSを阻害してアミノ酸を欠乏

GOX遺伝子を　　　　　グリホサート　　　　植物が枯れなく
植物に導入　──→　の不活性化　──→　なる

グルホシネート：グルタミン合成酵素を阻害し、アンモニアを蓄積

PAT遺伝子を　　　　　グルホシネート　　　　植物が枯れなく
植物に導入　──→　の不活性化　──→　なる

日持ちするトマト

ポリガラクチュロナーゼ：トマトの皮を柔らかくする

ポリガラクチュロナーゼの　　　　ポリガラクチュロ　　　　トマトの皮が
アンチセンス遺伝子を　──→　ナーゼのmRNAが　──→　日持ちする
トマトに導入　　　　　　　　　分解される。

図3-2　代表的なGMOとその特徴

しても枯れることはありません。このGMOを使うことで、農薬の散布回数が減少するので土壌の農薬汚染を低減できます。

　また、グルホシネートの場合、GMOには放線菌のPAT遺伝子が導入されています。グルホシネートはグルタミン合成酵素を阻害して植物を枯らしますが、放線菌のPATを導入することで耐性植物になります。このようにして作られたGMOダイズとして、例えばモンサント社の「ラウンドアップ・レディー」があります。除草剤耐性は汎用性が広いので、ダイズ以外にも菜種など多くの植物に利用されています。

　その他のGMOとして、日持ちのするトマトやウイルス病に強いパパイアがあります。日持ちするトマトでは、トマトの皮のペクチンを分解する酵素のポリガラクチュロナーゼが働かないようにするために、その遺伝子のアンチセンス遺伝子が組み込まれています。この方法で得られたトマトとしてカルジーン社の「フレーバー・セーバー」があります。熟しても皮がやわらかくなりにくく、畑で完熟させてから収穫できるので風味も良いという特徴があります。また、パパイアは、パパイアリングスポットウイルス（RSV）というウイルスに感染すると生育が悪くなり、糖度も低下します。特に、アメリカでRSVによる被害が拡大しましたが、RSVの外皮タンパク質を導入したGMOによりRSVの感染を防ぐことに成功しています。

　このように、GMOは生産コストを下げると同時に、安定供給を可能にすることから、アメリカ、ブラジル、アルゼンチン、カナダ、インドを中心に作付け面積が急増してきました。2017年のダイズ、トウモロコシ、キャノーラのＧＭＯ導入率は上記5カ国で95％以上に到達しています。日本はこれら作物の大半を輸入に頼っているので、GMOを食べることを私たちは受け入れざるをえないのが現状です。

●遺伝子組換え作物は食べても安全なのか？

　それではGMOを食べても体に害はないのでしょうか。実はGMOが市場
に出た時から、安全性が問題視されてきました（図3-3）。例えば、「抗生
物質が効かなくなるのではないか」ということが懸念されました。GMOで
は、遺伝子を組み込む際に、抗生物質耐性遺伝子を目印（マーカー遺伝子）
として使用しますが、GMOを食べていると、腸内の細菌にこのマーカー遺
伝子が取り込まれて腸内細菌が抗生物質に対する耐性を獲得し、抗生物質が
効かなくなるという考え方です。しかし、実際には腸内細菌の多くは抗生物
質耐性遺伝子を自ら持っており、腸内細菌同士はその耐性遺伝子を交換して
いるので、GMOの消化物が原因で、抗生物質が効かなくなることはありま
せん。この他にも、「組換えに使った遺伝子が体内の細胞に入り込み、がん
を引き起こすのではないか」ということも懸念されました。しかし、Tiプラ
スミドを使って植物の中に目的の遺伝子を組み込みますが、このプラスミド
は植物以外の生物では働きません。したがって、この問題も心配する必要は
ありません。

　さらに、「蛾の幼虫を殺すのであれば、Bt菌の殺虫性タンパク質は人にも

GMOの安全性	GMOで期待される役割
・抗生物質が効かなく なるのでは？ ・がんになるのでは？ ・幼虫が死ぬものを食 べても大丈夫？ ・交雑により遺伝子が 別の植物に？ ・付近の昆虫などの生 態系に影響は？	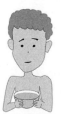 ・作物が育ちにくい環境 に耐えられるGMOを 作る ・GMOで食べるワクチ ンを作り、医薬品の代 行を行う ・栄養を高めたGMO により栄養失調を防ぐ

図3-3　組換え作物の安全性と期待される役割

毒性を示すのではないか？」ということが懸念されました。トウモロコシの茎や葉を食べた蛾の幼虫がばったばったと死ぬ映像が流れ、それが衝撃的であったことやラットの腸のモデルで穴があいたという報告があり、ヒトへの影響が心配されましたが、それらの報告が必ずしも正しくないことや、現在でも特に何も問題が生じていないことを考慮すると、殺虫性タンパク質はヒトに悪影響を及ぼさないと考えるのが妥当です。

　一方、除草剤耐性遺伝子は、交雑により別の植物に伝播する可能性があります。例えば、除草剤耐性ダイズを植えている区画内に、近縁のマメ科植物が混入して交雑すれば、それがきっかけとなっていろいろな植物に除草剤耐性が伝播していく可能性は否定できません。そうなるとグリホサートなどの農薬が効かない雑草が出現し、非常にやっかいなことになります。さらに、GMOは周辺の生態系を壊す可能性もあります。例えば、殺虫性タンパク質の入ったトウモロコシは、アワノメイガの幼虫だけでなく、蝶の幼虫、土壌微生物、あるいはミミズまで減らすという報告があります。GMOを栽培する際には、近縁の植物との交雑や生態系の保全に十分に配慮をして管理をする必要があります。さらに、アレルギーや成分組成にも配慮が必要です。不足したアミノ酸を補う目的でブラジルナッツの遺伝子をダイズに組み込んだGMOを、ナッツアレルギーの人が食べてアレルギーを引き起こした「ブラジルナッツ事件」がありました。またGMOで植物エストロゲンが多くなったという報告もあります。GMOが安全であると信じて食べるしかない消費者のためにも、GMOの開発者は十分に安全性を確認したものを提供する義務があります。

　このように、GMOが作られた当時は、GMOを食べることが危険というイメージが広がりました。そこで、厚生労働省は、「1991年 組換えDNA技術応用食品及び食品添加物の製造基準」に基づいて、GMOに表示を義務づけました。最初のころは、食品メーカーはGMOを使用しないことを表示して

安全性をアピールしていましたが、最近ではGMOに対する嫌悪感や関心が薄れ、GMOを使用した場合にのみ表示されているようです。確かにGMOが市場に出て早30年近くになりますが、特に何も問題が起こっていないので、気にせずに食べるのが最善の方法のように思います。

●遺伝子組換え作物は誰のため？

　GMOのメリットは、農薬の散布の手間が減少して収率が上がるために、安く作れるということにあります。特に農家一件当たりの作付け面積が広いアメリカでは、このことが生産者にとって大きなメリットになります。一方、私たち消費者にとってのGMOのメリットとは一体何なのでしょうか。GMOが非常に安く売られているという感覚はなく、消費者にはそのメリットがほとんど還元されていません。

　生産者は、GMOを使うことにより本当に得をしているのでしょうか。日本では、苦労して生み出したイチゴの品種が勝手に持ち出されて、別の品種名をつけられ売られるという被害が起きましたが、それ同様に、苦労して開発したGMOの種子を勝手に使われることは、開発者として避けなければなりません。そこで、一度しか種子から作物が作れない仕組みをGMOの中に組み込む「ターミネーター・テクノロジー」と呼ばれる方法が考案されました。これが実施された場合、生産者は、一世代限りの種子を永遠に買い続けなければならず、開発者が最終的には種子を支配することになります。この方法は反対運動により使われていませんが、法的な拘束力があるわけではなく、今後も大丈夫という保証はありません。さらにターミネーター・テクノロジーは使われていませんが、GMOを一度使うと使い続けざるをえないのが現状であり、GMOを開発した会社の実質的な種子支配が着々と進行しているような気がします。生産者にとってもGMOはデメリットの方が大きいかもしれません。

　GMOは、本来は夢の作物として期待されていました。世界には飢餓に苦しむ人がたくさんいます。GMOの技術を使って、寒冷地域、水不足などの地域でも作物を作れるようにしたり、気候変動の激しい地域で安定して作物をつくれるようにしたりすれば、世界的な食料不足の問題を解決できます。さらに、GMOの技術により、日常食べる作物の中でビタミン、抗生物質、ワクチンを作れるようにすれば、栄養失調に苦しむ世界中の子どもたちを救うことができます。現在、GMOに託されたこの夢が完全に失われてしまったことは、残念でなりません。今後は、ＧＭＯが飢餓や病気に苦しむ地域に応用されていくことを、心から願っています。

第2部　高齢化社会の日本と向き合うための食生活

　日本は高齢化社会に入っており、2025年には、2人にひとりは60歳以上になると予想されています。高齢者を支えなければならないために、経済的負担から結婚しない若者の割合も増え続けており、今後も少子化は進むでしょう。そんな日本社会では、高齢者になって人生を終えるまで元気でいることが、若者の負担を少しでも軽くする唯一の手段かもしれません。第2部では、高齢になっても元気で若々しく過ごすための食べ方について考えます。

第4章　肥満と生活習慣病を防ぐ
食生活

4.1 肥満と生活習慣病の病態

●脂肪の役割と肥満

　脂肪とは、グリセロールに脂肪酸が3つ結合した化合物（トリアシルグリセリド）のことです（図4-1）。中性脂肪という言葉の方が適切ですが、本書では生化学の言葉になじみがない人にも理解しやすいように、「脂肪」と呼ぶことにします。

　脂肪は体に悪いというイメージが強いかもしれません。しかし、本当はとても重要な成分です。特に、脂肪を構成する脂肪酸の中には、必須脂肪酸（体内では作れない脂肪酸）があり、正しい量の脂肪を食べ物から摂取しなければ健康を保つことはできません。脂肪摂取量と寿命の関係の調査結果によれば、適切な量（約140g/日）の脂肪を摂取した場合に寿命が最も長く、それよりも脂肪摂取量が少ないと寿命が短くなってしまいます。日本人の平均寿命が伸びたのも、食の欧米化に伴って脂肪摂取量が増加したことが要因のひとつです。また、脂肪はエネルギーの2次貯蔵庫としても重要です。例えば、マラソン選手が42.195kmという長い距離を走破できるのは脂肪エネルギーのおかげですし、熊が冬眠できるのは脂肪を燃焼して熱を発生するこ

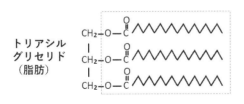

体の脂肪量

BMI指数＝体重(kg)÷［身長(m)×身長(m)］×100

図4-1　脂肪の構造と役割

とで体温を保っているからです。このように、脂肪は体に不可欠な存在なのです。

　一方、脂肪を取り過ぎた状態、すなわち、肥満の状態になると、脂肪は体に害を及ぼし始めます。肥満かどうかはBMI指数で管理するのが一般的で、図4 - 1の式で計算できます。男性ではBMI指数が20％以上、女性では30％以上（15歳以上）から肥満になります。ただし、「隠れ肥満」の可能性もあるので、BMI指数だけでなく体脂肪計で体脂肪率も管理するのがよいでしょう。

●肥満による糖代謝異常

　「過剰の脂肪が体に害を及ぼし始める」と言いましたが、脂肪が過剰の状態、つまり肥満の状態では、体の中で何が起こっているのでしょうか。脂肪組織を構成する細胞を「白色脂肪細胞」と言います。白色脂肪細胞には、過剰に摂取した糖を脂肪として蓄積する役割がありますが、肥満になるとこの白色脂肪細胞の処理能力が足らなくなり、前駆脂肪細胞から白色脂肪細胞に分化してその数を増やすと同時に、白色脂肪細胞自身も脂肪を限界までため込んで肥大化していきます。そして、その肥大化が限界に到達すると、「セルライト」と呼ばれる細胞が壊れて脂肪同士が結合した脂肪の塊になりま

す[13]。脂肪を分解する酵素は、セルライトの中にはうまく入り込めず、その表面から少しずつ分解するしかないので、セルライトができると脂肪分解がうまく進みません。しかも、肥大化した脂肪は、毛細血管を圧迫して炎症を起こし、炎症箇所に動脈硬化などの別の病態を引き起こします。

　さらに、白色脂肪細胞には臓器のような役割があり、「アディポカイン（あるいはアディポサイトカイン）」と呼ばれるさまざまなホルモンを分泌します（図4－2）。TNFαは脂肪の代謝を抑制し、PAI-1は血圧を高めるので悪玉アディポカインと呼ばれるのに対し、アディポネクチンとレプチンは脳に働きかけて、糖の分解や脂肪の代謝を促進するので善玉アディポカインと呼ばれています。肥満になると、白色脂肪細胞はこれ以上脂肪蓄積が進行しないように、悪玉アディポカインを増やし善玉アディポカインを減らして、細胞への糖の取り込みや脂肪の合成・分解の働きを抑制します。その結果、血糖値を下げるホルモンであるインスリンが膵臓から分泌されても、血糖値が下がらない「糖代謝異常」あるいは「インスリン抵抗性」の状態を引き起こします[14]。

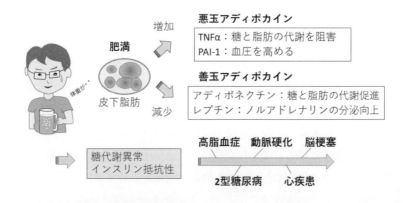

図4-2　白色脂肪細胞とメタボリックシンドローム

●メタボリックシンドローム

　糖尿病、脳卒中、心筋梗塞、がんなどの病気の発症には、食事、運動、喫煙などの生活習慣が関与していることから、「生活習慣病」と呼ばれています。これらの病気は、１つの病気を発症するとそれが引き金となって別の病気を発症し、まるでドミノ倒しのように次々と連鎖してしまいます。このような病態を「メタボリックシンドローム」と呼びます[15)]。

　2005年４月にメタボリックシンドロームの診断基準が定められました。①ウエストサイズ（男性85cm以上　女性90cm以上）、②中性脂肪値（150mg/dl以上）・HDLコレステロール値（40mg/dl未満）、③収縮期血圧（130ｍｍHg以上）・拡張期血圧（85ｍｍHg以上）、④空腹時血糖値（110mg/dl以上）の４項目のうち２項目以上に該当すればメタボリックシンドロームの可能性が高いと診断されます。2008年の厚生労働省の調べによれば、40～74歳の男性の２人に１人、女性の５人に１人がメタボリックシンドロームが強く疑われる人あるいはその予備群に該当することがわかっており、日本人にとって、メタボリックシンドロームの予防は非常に重要な課題になっています。

●糖尿病

　近年のメタボリックシンドロームに関する研究から、肥満に伴う糖代謝異常（あるいはインスリン抵抗性）が発症の発端になり、２型糖尿病や動脈硬化を引き起こすことがわかってきました。

　まず、糖代謝異常（あるいはインスリン抵抗性）が２型糖尿病を引き起こすメカニズムについて説明します。糖尿病は、１型糖尿病と２型糖尿病に分けることができます（厳密には「妊娠糖尿病」など別の型もあります）。１型糖尿病は膵臓のβ細胞破壊による糖尿病で、主に自己免疫疾患によりβ細胞が破壊されて起こるのに対して、２型糖尿病は肥満を発端として起こります。

　肥満になるとインスリン抵抗性の状態（十分なインスリンがあっても血糖値を低下できないため、血糖値が高い状態）が続くことはすでに述べた通りですが、インスリン抵抗性に伴う高血糖状態が、細胞にさまざまな障害をもたらします。まず膵臓のβ細胞はインスリンをもっと過剰に出して血糖値を戻そうとしますが、この過剰な負荷と高血糖により次第にβ細胞自身が障害を受けて機能低下し、今度はインスリンが不足した状態になります。さらに、高血糖の状態は、ケトン体や乳酸の蓄積による血液の酸性化を誘発し、急性合併症を引き起こしながら細胞を少しずつ破壊し、それが進行すると慢性合併症を引き起こすようになります。

●動脈硬化と高血圧

　次に糖代謝異常が動脈硬化と高血圧を発症するメカニズムについて説明します。細胞やホルモンなどの材料となるコレステロールや脂肪は水に溶けにくいため、血液中を輸送するときは「リポタンパク質」というリン脂質とアポタンパク質から作られた球体（図4‐3）に溶かして運びます[16]。よく耳にするLDLやHDLはリポタンパク質のことで、密度の低いものがLDLコレステロール、高いものがHDLコレステロールです（LDLが悪玉コレステロール、HDLが善玉コレステロールと呼ばれています）。

　肝臓で作られた低密度リポタンパク質（VLDL）は、次第にLDLへと変化します。体内の細胞は、LDLの表面のアポタンパク質（B‐100）を介してLDLをまるごと取り込むことでコレステロールを受け取ります。一方、小腸や肝臓ではHDLも作ります。余分なコレステロールは体の細胞から放出されるので、それをHDL表面のアポタンパク質（アポA1）を使って回収します。このように、LDLやVLDLは脂肪やコレステロールを細胞に輸送し、HDLは細胞から回収する大切な役割があります。肝臓でこの輸送作業が円滑に進行するためには、LDLとHDLの割合がバランス良く存在する必要が

あります。

　しかし、肥満になって糖代謝異常になると中性脂肪とコレステロールが過剰になるので、LDLが過剰に生産されてしまいます。しかも、中性脂肪の成分であるグリセロールも血中に過剰に存在し、血液の流れを悪くして炎症を起こりやすくします。炎症が起こると、図4－3のように炎症の信号を受け取った単球がマクロファージに変化して血管内に入り込み、炎症で発生した活性酸素により酸化されたLDLを取り込み、泡沫細胞を作ります。そして、泡沫細胞は少しずつLDLを蓄積し、「プラーク」と呼ばれる状態を作ります。それにより動脈は肉厚になって固くなると同時に、血管の通路が狭くなっていくため、高血圧や動脈硬化の症状を呈するようになります。

　以上のように、メタボリックシンドロームは肥満に伴う糖代謝異常が引き金となっています。ただし、生活習慣病を引き起こす要因は、肥満だけではなく、不規則な生活、たばこやお酒、ストレスなど多くの要因が関係してい

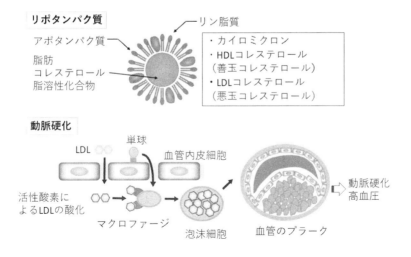

図4-3　リポタンパク質と動脈硬化

ることは言うまでもありません。生活習慣そのものを正しくすることが非常に重要ということも忘れないでください。

4.2 脂肪燃焼のメカニズム

●空腹が脂肪燃焼能力を高める

　2型糖尿病や動脈硬化を発症すると、それを治療することは容易ではありません。そのため、これらを発症する前に迅速に脂肪を減らして糖代謝異常から脱却することが最善の治療法になります。しかし、「どうすれば脂肪を効率よく燃焼できるのか」については正しく理解されておらず、思うように脂肪が減らないことが多いようです。そこで、脂肪燃焼のメカニズムと方法（図4-4）について説明します。

　脂肪を分解するためには、脂肪をリパーゼにより脂肪酸とグリセリンに分解する必要があります。この分解で重要な役割を担うのが白色脂肪細胞に存在する「ホルモン感受性リパーゼ」です[17]。この酵素は普段はOFF状態ですが、血糖値が下がって「グルカゴン」というホルモンが分泌され、しかも体温が一定温度以上になるとゆっくり働きはじめる仕組みになっています。わかりやすく言えば、空腹時に運動して体温がある程度高まると脂肪の分解が始まります。

　脂肪の分解により得られた脂肪酸は、筋肉の細胞のミトコンドリア内膜に運ばれてアセチルCoAに分解された後、TCA回路に入ってATPを作るためのエネルギー源となります。アセチルCoAへの分解反応（β酸化）は、酸素を必要とするので、酸素をしっかり体内に取り込む必要があります。さらに、TCA回路は糖の分解が優先されるので、血糖値が高いと脂肪酸は分解されません。つまり、脂肪酸のアセチルCoAへの分解反応も空腹時（血糖値の低下した状態）に有酸素運動を行うと効率よく進むのです。

　一方、ATPは、細胞内に一定量を蓄積される仕組みになっており、枯渇すると活発に作られますが、満杯になるとATPを作るのを停止します。つまり、運動不足状態ではATP消費量が少なく、満杯状態なので糖や脂肪の分解もうまく進行しません。糖や脂肪の分解を円滑にするには、ATPを絶えず供給する必要がある状態、すなわち、運動によりATPを消費する必要があります。

　以上のことを総合すると、脂肪を分解するには、「食間あるいは空腹時に、エアロビクスのような有酸素運動を20分以上行う」ことが最も効果的です。

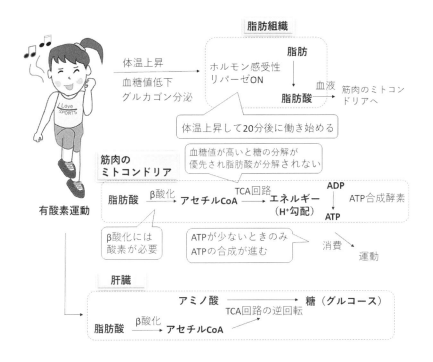

図4-4　脂肪燃焼の経絡とその特徴

　もちろん空腹時でないときに運動しても摂取した糖分は分解されているので、肥満予防には効果がありますが、脂肪を燃焼して体重を減少させたい場合には、この方法が有効です。

　さらに、血糖値が低下した場合、上記のようにエネルギー源を糖から脂肪に切り替えるだけでなく、肝臓では乳酸あるいはアミノ酸から糖を作り出して、血糖値を保とうとします（これを糖新生と呼びます）。糖新生はTCA回路の逆回転を使って行われますが、この際に不足したエネルギーを補うのに脂肪酸やグリセロールを使うので、脂肪酸の分解が促進されます。糖新生は、グルカゴンやコルチゾールが分泌されて、血糖値を上げるように命令した時に進行するので、糖新生による脂肪燃焼も食間あるいは空腹時に運動するのが効果的です[18]。なお、糖新生は、アミノ酸まで不足してしまうとケトン体を多量に作ってしまい体に良くないので、乳酸やタンパク質を積極的に補給してから運動する必要があります。アスリートがプロテインやアミノ酸の入ったスポーツドリンクを補給しながら筋肉を鍛えるのは、理にかなった方法と言えます。

●褐色脂肪細胞を使った脂肪燃焼

　最近の研究により脂肪燃焼の切り札として、褐色脂肪細胞が注目されるようになってきました[19]。褐色脂肪細胞は筋肉の細胞のように褐色であり、なおかつ白色脂肪細胞のように脂肪を蓄積します。

　褐色脂肪細胞には、ミトコンドリアが多く存在し、そのミトコンドリア内膜にはUCP1というタンパク質が発現しています（図４-５）。ミトコンドリア内膜は、プロトンを内膜の外側に送り出すことで外側をエネルギーの高い状態にし、そのエネルギー勾配を利用してエネルギー源のATPを合成します。UCP1は、そのエネルギー勾配を壊す働きがあり、失われたエネルギーが熱に変換されます。エネルギーが失われたままではATPを合成できない

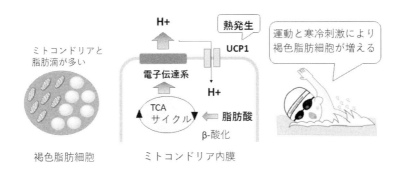

図4-5　褐色脂肪細胞による脂肪燃焼力の増加

ので、失われたエネルギーを補うために脂肪酸の分解が活発に行われます。私たちが体温を一定に保っているのは、褐色脂肪細胞のおかげですし、豚が太っているのはUCP1がうまく働いていないからです。

　白色脂肪細胞が脂肪を蓄積すると分解能力が著しく低下するのに対し、褐色脂肪細胞は脂肪を蓄積する能力も分解する能力も非常に高いので、褐色脂肪細胞あるいはUCP1を増やせば、やせやすくリバウンドも起こしにくい体質になることができます。褐色脂肪細胞のUCP1を増やす方法として、「運動」と「低温刺激」が有効であることが指摘されています。運動や低温刺激によりノルアドレナリンが分泌されますが、それが継続的に分泌されると、それに適応するために褐色脂肪細胞が増えてきます。したがって、継続的な運動はやせやすい体をつくるために欠かすことができません。

●無理なダイエットはとても危険

　何も食べなかったり、こんにゃくだけを食べて満腹感を与えるなどの極端に栄養価の低い食べものだけを毎日食べることは、最短期間で肥満を解消する方法であり、「絶食やそれに近いダイエット」を薦めるダイエット本も多く見受けられます。しかし、このようなダイエットは、図4-6のように結

果的にやせにくい体を作り、ホルモンバランスを壊すので絶対に実行しては
いけないという話をします。

　絶食やそれに近いダイエットをすると、糖を摂取していないので血糖値が
低下し、遊離アミノ酸から糖新生により糖を作って低血糖状態をもとに戻そ
うとします。しかし、絶食やそれに近いダイエットの場合、タンパク質やア
ミノ酸を含む食べ物をほとんど食べていないので、体内の遊離アミノ酸はす
ぐに枯渇してしまい、遊離アミノ酸を補給するために筋肉を分解してしまい
ます。1gのグルコースを得るために2gのタンパク質を分解しなければな
らないので、筋肉量は一気に減少します。

　そして、糖新生における筋肉の分解は、「コルチゾール」が手助けします。
コルチゾールは、血糖値をゆるやかに安定化する役割があり、ストレスを受
けたときに分泌量が増えるので、「ストレスホルモン」とも呼ばれています。
極端なダイエット状態（ストレス状態）ではコルチゾール量が高まるので、
脂肪の分解を抑制し、筋肉の分解を促進します。さらにアミノ酸の枯渇によ

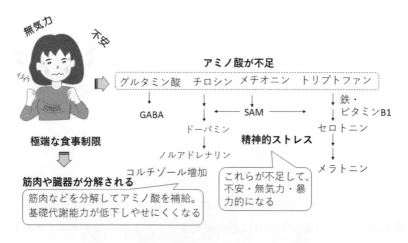

図4-6　極端な食事制限が引き起こす体の異常

り「ノルアドレナリン」も不足します。ノルアドレナリンが出す「脂肪を分解しなさい」という信号がうまく体の細胞に伝わらなくなり（脂肪からエネルギーが作れなくなり）、筋肉の分解がさらに早まります。筋肉は、エネルギー代謝の主軸であり、筋肉量の急激な減少は基礎代謝量の低下を促し、結果として、やせにくくリバウンドしやすい体を作り上げてしまいます。

　さらに、体は組織や臓器からホルモンを分泌して、脂肪の量を一定にコントロールする仕組みが備わっています。そのため、極端なダイエットにより急激に体重が減少した場合、体は食欲を高めて必死にもとの体重に戻そうとするので、リバウンドを起こしやすくなります。また最悪の場合、絶食やそれに近いダイエットを続けると、ホルモンの設定値が変更されて体がこの状態が正常と勘違いしてしまい、食べたくても食べられない状態、いわゆる「拒食症」の状態に陥ってしまいます。

　それだけでなく、絶食やそれに近いダイエットを続けると、ホルモン異常も引き起こします。特に遊離アミノ酸の不足は、神経伝達物質の不足を促します。例えば、やる気を司る「ドーパミン」、精神的な安定を司る「セロトニン」、興奮を司る「アドレナリン」は、アミノ酸のチロシン、トリプトファン、メチオニンから作られ、グルタミン酸やGABAは興奮性の神経に関連しています。これらアミノ酸の不足は、心のバランスを壊して「無気力」「不安」「凶暴になる」などの異常な精神状態を引き起こします。しかもこれらの神経伝達物質は、体全体の機能（ホメオスタシス）をコントロールしているので、これらの不足によりホメオスタシスを保てなくなり、女性では生理が止まるなどさまざまな異常を体に引き起こしはじめます。

　このように、無理なダイエットは結果的にやせにくい体を作り、体と心のバランスを保てなくしてしまいます。ですから、無理なダイエットで体重を減らそうとする行為は、絶対にしてはいけません。しっかり時間をかけて無理なくやせることが、ダイエットで最も大切なことです。さらに言えば、ダ

イエットで大切なことは食べないことではなく、食事の質を向上させることなのです。

4.3　やせやすい体を作る食事の工夫

●**糖質制限によるダイエット**

　いくら食事の質を向上させても、必要以上の量を食べ続けていたのでは、とうていやせることは不可能です。まず知っておくべきことは、自分に最適な食事の量を知ることです。食事の摂取量の基準として、「カロリー」という単位が長い間用いられてきました。1日のエネルギー消費量は、基礎代謝、通常の日常生活に伴う身体活動（NEAT）、積極的な運動、代謝性エネルギー消費（CIT、DIT）で構成され、基礎代謝とNEATでその7割近くを占めています。残りが食事などで、1日の食事による必要カロリー量は年齢や性別、運動レベルにより異なりますが、例えば身体活動レベルの低い50〜70歳代の男性で2100kcal/日、女性で1650kcal/日程度です（詳しくはネットで調べてください）。どのくらい食べれば必要カロリー数以下になるのかを感覚的にまず把握してみてください。カロリー計算は、昔は食材のカロリー値が書かれた本を片手に計算する必要があったので大変でしたが、今はカロリー数を計算してくれるWebサイトがあるので、食べたものを入力すればその日に消費したカロリー数を容易に計算できます。必要カロリー以上摂取していては、なかなかやせることはできません。

　さらに食事の方法にも工夫が必要です。空腹時に運動するとやせやすい体を作れるといいましたが、糖質や脂質を制限すれば、迅速に空腹状態を作ることができます（本当は血糖値をあまり上げ下げしない方が良いので、肥満でない人は1日3回規則正しく食事を摂取してください）。昔から「腹八分目が長生きの秘訣」という言葉は、まんざら間違っていないのかもしれませ

ん。ただし、すでに述べたようにタンパク質が不足すると体に害を及ぼすので、タンパク質は必ず摂取しなければいけません。

　以上のことを守れば、糖質制限と運動だけでも無理なくやせることができます。特に、その体重を体にゆっくりなじませながら、1〜2kg/月のペースで痩せれば、リバウンドも避けることが可能です。

●やせやすい油を食べる

　食の質を工夫することも、正しくやせるには重要です。まず、油の摂取方法について考えてみましょう。脂肪の性質は、脂肪中に存在する3つの脂肪酸によって決まり、特に脂肪酸の炭素鎖に含まれる2重結合の数で大きく性質が変わります。2重結合を持たない脂肪酸を「飽和脂肪酸」、2重結合を持つ脂肪酸を「不飽和脂肪酸」、2重結合の数が多い脂肪酸を「高度不飽和脂肪酸」と呼び、2重結合の数が多いほど融点が低くなります。飽和脂肪酸の多い動物由来の中性脂肪は室温で固体で、不飽和脂肪酸を多く含む植物油や魚油は室温で液体なのはこのためです。さらに脂肪酸はω-3、ω-6、ω-9系列に分けられます。ω-3とω-6系列の脂肪酸は体内で作れないので、「必須脂肪酸」と呼ばれています（図4-7）。

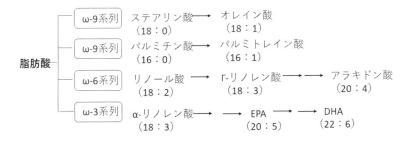

図4-7　重要な脂肪酸の種類とその代謝経路
（）は炭素鎖の数と2重結合の数を示す

　どのような脂肪酸を摂取するかにより健康への影響は大きく変わりますが[20]、肥満防止にはドコサヘキサエン酸（DHA）が注目されています。DHAは魚の油に多く含まれている脂肪酸で、寒い冬に魚が泳ぎ続けられるのもDHAを豊富に含んでいるからです。DHAが脂肪を減らすのに有効であることは、数多くの研究で明らかにされています[21]。

●脂肪の吸収を抑える食べ物

　脂肪の吸収を防ぐと、実際に食べた油の量よりカロリーを減らすことが可能であり、肥満防止につながります（図4-8）。脂肪は、膵臓のリパーゼによりモノグリセリド、脂肪酸、グリセロールに分解され、コレステロールやタンパク質と一緒に脂肪の玉の「ミセル」が作られます。そして、ミセルは小腸で吸収され、「カイロミクロン」としてリンパ管に入っていきます。したがって、リパーゼの分解により得られた遊離脂肪酸をミセルに取り込めなくし、便として排出すれば、油の摂取量を減らすことができます。

　例えば、「カルシウム」にその働きがあります。油とカルシウムを一緒に摂取すると、脂肪分解で生成した遊離脂肪酸はカルシウムと結合して脂肪酸カルシウムになります。脂肪酸カルシウムは水に溶けにくいので便として排出されます。マウスやヒトの実験では[22]、油をカルシウムと一緒に摂取した場合の方が、油のみの場合と比較して体外への脂肪の排出量が多いことが確認されています。

　「ポリフェノール」は、食品中に含まれるフェノール性のヒドロキシ基をいくつか持つ化合物です。ポリフェノールは植物の苦みや色素の役割をしており、脂肪の吸収を防ぐ働きがあります。例えば、タマネギ、ブロッコリー、ホウレン草などに含まれる「ケルセチン」や緑茶に含まれる「カテキン」は、脂肪の吸収を抑えてくれます[23〜24]。さらに、カテキンには糖の分解をさまたげ、分解されたグルコースが吸収されるのを防いで血糖値を低下するとい

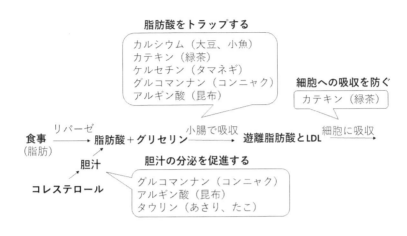

図4-8　脂肪の吸収を阻害する食べ物

　う一石二鳥の効果もあります。ステーキの付け合わせとしてタマネギやブ
ロッコリーが添えられていますが、脂肪の吸収を抑制する効果があるので、
これらも残さず食べるようにしましょう。
　また、多糖類も脂肪酸と結合して、脂肪やコレステロールの体外への排出
を促進します。こんにゃくの「グルコマンナン」、昆布に含まれる「アルギ
ン酸」には、そのような働きがあります[25]。さらに、これらの多糖類、ある
いは貝類に多く含まれるタウリンには、胆汁酸の分泌を促す効果があり、脂
肪だけでなくコレステロールの低下にも役立ちます。最近では、小腸での糖
や脂肪の吸収を抑える目的で「難溶性デキストリン」が開発され、ダイエッ
ト飲料によく使われています。このように、脂肪を摂取する際に、食べ合わ
せをうまく工夫すれば、脂肪の吸収を抑えることができます。

●脂肪燃焼を高める食べ物

　脂肪燃焼を高める食べ物について説明します。運動や寒冷刺激が脂肪燃焼を高めることはすでに説明しました。これらの刺激は、神経のTRPチャネルを刺激してノルアドレナリンを分泌し、脂肪分解を促します。一方、唐辛子のカプサイシン、ショウガのショウガオール、和辛子に含まれるアリルイソチオシアネートもTRPチャネルを刺激するので、運動や寒冷刺激と同じような効果を期待できます（図４-９）。しかも、副腎からのアドレナリンの分泌を直接高める働きがこれらの化合物にはあり、ノルアドレナリンの分泌量を直接的に増やす効果もあります。実際、これら化合物の長期間摂取により内臓脂肪が減少したケースが報告されています[26]。それだけでなく、これらの化合物は、体温を高めることによりホルモン感受性リパーゼも活性化するので、脂肪の分解も助けます。運動の30分くらい前に、カプサイシンを摂取しておけば、運動開始と同時に脂肪燃焼が始まるので、効率的に脂肪を燃焼することが可能です。この他にも、キトサンがアドレナリン受容体を

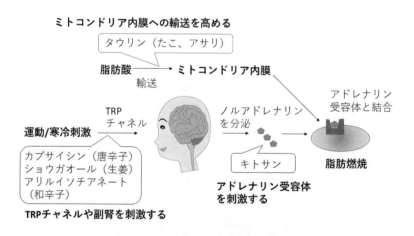

図4-9　脂肪の燃焼を助ける食べ物

刺激し、脂肪燃焼を高めることがわかってきました。キトサンのもとになる
キチンは、酵母やキノコの細胞壁に存在するので、キノコも脂肪燃焼を高め
るかもしれません。

　一方、脂肪酸はミトコンドリア内膜に輸送されてから分解されますが、そ
の輸送を行う物質が「カルニチン」です[27]。カルニチンは、筋肉に多く含ま
れており通常の食事では不足することはありません。しかし、カルニチンを
添加したマウスでは脂肪の分解が高まるという報告もあり、カルニチンの積
極的な摂取は脂肪分解を促進する可能性があります。アスリートは脂肪が少
なくカルニチンの多い鳥のささみを積極的に摂取しますが、脂肪燃焼力を高
めるためには理にかなっているかもしれません。

●DASHダイエットと地中海ダイエット

　高血圧の予防を総合的に考える食事として、アメリカの国立心肺血液研究
所（NHLBI）が推奨しているDASHダイエット（Dietary Approaches to
Stop Hypertension）[28] という食事療法があります（「ダイエット」は、日本語
のダイエットとは意味が異なり、「食」あるいは「食事法」の意味で使われて
います）。DASHダイエットは、糖分や肉の脂を制限し、全粒穀物、果物、
野菜を十分に摂取する方法で、各グループのものを決められた量摂取するこ
とで、バランスの取れた栄養素を摂取できるようにデザインされています
（図4-10）。DASHダイエットは、2週間程度で効果が現れ、減塩、減量、運
動、節酒よりも、血圧を下げる効果が大きかったという報告があります。

　また、地中海式ダイエット（図4-10）も注目されています[29]。地中海式
ダイエットは、地中海沿岸の人の食事法で、アメリカの研究チームの疫学調
査において心疾患の発症率が非常に低いことから注目されるようになってき
ました。その後、地中海式ダイエットの肥満や生活習慣病予防への有効性が
数多く報告され、現在最も注目されているダイエット法のひとつです。

DASHダイエット

| ・摂取カロリーを適正範囲に抑える |
| ・高カロリーな脂肪摂取を減らす |
| ・脂肪の質を獣肉脂身から魚油にする |
| ・塩分を減らし、カリウムを増やす |
| ・食物繊維をとる |

穀類	7〜8単位
野菜	4〜5単位
果物	4〜5単位
低脂肪乳とその乳製品	2〜3単位
赤身の肉・鶏肉・魚	2単位以下
ナッツ・種・豆	0.7単位
脂肪	2〜3単位

2000kcal を摂取する場合

地中海式ダイエット

赤身の肉	月に数回
甘味 卵 鶏肉 魚	週に数回
チーズとヨーグルト オリーブオイル 果実・豆類、野菜 パン・パスタ・米など の穀物とジャガイモ	毎日

図4-10　高血圧や動脈硬化に効果が期待されるダイエット

第5章　がんと老化を防ぐ食生活

5.1 がんを予防する

●タバコとがんの発症率

　生活習慣病の予防として、肥満に伴う糖尿病や動脈硬化の予防について述べてきましたが、がんも生活習慣病のひとつです。近年、がんの原因遺伝子や発症のメカニズムが解明され、優れた効果の抗がん剤も開発されてきました。しかし残念ながら、依然としてがん発症率は少しずつ増加しており、予防と早期発見ががん治療において最も大切であることにかわりはありません。特定のがん遺伝子を持っていると、非常に高い確率でがんを発症しますが、遺伝的な要因でがんになる人はがん発症者のわずか数%に過ぎず、ほとんどは、生活習慣の乱れや老化に伴う機能低下が原因でがんを発症しています。

　特に、がんの発症のリスクはタバコや食べ物に強く依存し、30％を喫煙が占めます[30]。タバコは、ベンズピレンやタールなどの発がん性物質を含んでいます。タバコ１本に含まれる発がん性物質の量はそれほど多くありませんが、毎日１箱以上を吸う人は、体に有害な量の発がん性物質を体内に送り込む計算になり、喫煙をする男性の肺がんや食道がんのリスクは喫煙をしない

人よりも2〜4倍高くなります。特に「1日の喫煙本数×喫煙年数」が600を越えると、扁平上皮がんの発症率が非喫煙者の21倍以上にもなると言われています。

　一方、非喫煙者はがん発症のリスクが低いはずですが、タバコを吸っている夫の煙や職場でタバコの煙を吸ってしまう、いわゆる「受動喫煙」によりがんを発症するリスクが高まることがわかってきました。特に女性の場合、がんによっては自分で喫煙する場合よりも発症率が高いケースもあります。この問題に対して、受動喫煙を防止する法律が成立し、2020年から全面施行されます。喫煙者の割合も激減しただけでなく受動喫煙のリスクも減少したため、非喫煙者のがんのリスクはかなり軽減されるはずです。

●食品に含まれる発がん性物質

　がんになるリスク要因のうち、食べ物が35％で第1位を占めているため、がんの予防には、がんになりにくい食生活も大切です。食品には発がん性物質が含まれています。最もよく知られているのは、ワラビに含まれる「プタキロサイド」で、強い発がん性を有しています。だたし、あく抜きによりプタキロサイドはほとんど除去できるので、あく抜きしたワラビを食べてもがんになることはありません。

　食品を調理したり、加工したりする際に、発がん性物質を生じることもあります（図5-1）[31]。例えば、糖分とアスパラギンを高温で処理すると、発がん性が疑われている「アクリルアミド」を生じます。フライドポテト、ポテトチップス、ビスケットなどにはアクリルアミドが含まれていますが、生じる量はごくわずかで体に害はありません。また、肉や魚を焼くとアミノ酸とクレアチンが反応して「ヘテロサイクリックアミン」を焼け焦げ部分に生じます。マウスの実験では、ヘテロサイクリックアミンを与えると肝臓がんや大腸がんを生じますが、魚の焼け焦げに含まれる量は少量であり、それ

食べ物	化合物の組合わせ	発がん性物質
フライドポテト 魚の焼け焦げ 加工肉と魚	糖分＋アスパラギン アミノ酸＋クレアチン ジメチルアミン＋亜硝酸	アクリルアミド ヘテロサイクリックアミン ニトロソアミン

アクリルアミド　　　　ヘテロサイクリックアミン　　　　ニトロソアミン

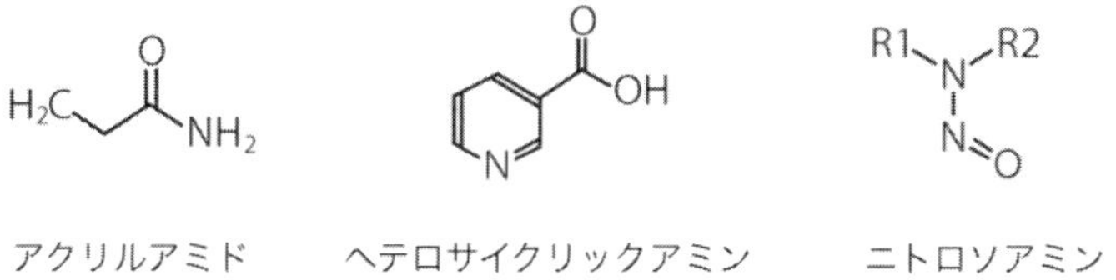

図5-1　調理や食べ合わせにより生じる発がん物質

を食べてもがんにはなりません。また、魚に多く含まれるジメチルアミン類と加工肉などに使われる亜硝酸が反応するとニトロソアミンという発がん性物質を生じますが、これも微量に過ぎません。

　このように、調理法やその食べ合わせにより、私たちは体に害のない程度の量の発がん性物質を絶えず摂取しているので、「発がん性物質を含まない食べ物だけを食べる」ということは基本的に不可能です。大切なことは同じ物を毎日多量に食べ続けないことです。

●がんを抑制する食べ物とその有効成分
　体の中は絶えずがん細胞が出現しており、1日当り5000個ものがん細胞が新たにできると言われています。出現したがん細胞は、免疫系の細胞が取り除いてくれるのでがんにはなりませんが、高齢になると免疫力が低下してがん細胞の出現を抑えきれなくなり、がんを発症しやすくなります。そのため普段からがんの発生を抑制する食べ物を食べておくことが、がんの予防に

は重要になります。

　がん発症の要因で最も注目すべきは、「活性酸素」です[32]。電子伝達系は
エネルギーを生み出しますが、その際にスーパーオキシド、過酸化水素、ヒ
ドロキシラジカルなどの活性酸素を生じます。さらにマクロファージなどの
細胞は活性酸素を出して外敵と闘う性質があるため、炎症、紫外線、精神的
ストレスにより体内では活性酸素が絶えず発生しています。

　活性酸素は、非常に反応性の高い物質で、DNA、タンパク質、脂質など
を酸化して機能を低下させ、場合によっては細胞をがん化してしまいます。
スーパオキシドデスムターゼ（SOD）やカタラーゼが漏れ出た活性酸素を速
やかに分解除去しますが、これらの酵素活性は年齢とともに低下し、次第に
活性酸素を除去しきれなくなります。それゆえ、がん予防には活性酸素を取
り除く働きがある「抗酸化物質」を食べることが欠かせません。

　抗酸化物質としてビタミンCやビタミンEが古くから知られていました。
その後、抗酸化活性の強い化合物が探索され、疫学的な調査や、マウスや
ラットの実験により「ポリフェノール類」が見つかってきました。がん予防
に効果が期待できる主な抗酸化物質を図5-2に示します。緑茶に含まれる
「カテキン」には、がんの初期活性（イニシエーター活性）の抑制、がん細
胞の増殖抑制作用、転移阻害作用 が見いだされており[33]、お茶の産地では
胃がんによる死亡率が低くなる傾向があります。また、発がん性物質を使っ
て乳がんを誘発したラットに対して、ゴマに含まれるセサミンはがんを抑制
し免疫を高める効果がありました。さらに、大豆には、「ダイゼイン」や
「ゲニステイン」という抗酸化物質が含まれています[34]。これらは性ホルモ
ンに近い働きがあり、ダイゼインは前立腺がんに高い抑制活性を示し、ゲニ
ステインは、乳がんや胃がん細胞の増殖抑制作用や抗プロモーション作用な
どのがんの進行を遅らせる作用を有しています。そのため、乳がん発症率は、
西欧よりも東洋諸国の方が低くなっており、特に、大豆を常食とする香港や

シンガポールでは、乳がん発症率が非常に低くなっています。

　抗酸化物質以外の化合物にも、がんを抑制する効果が見いだされています（図5－2）。例えば、ニンニクは、アリインという成分を含んでいます。ニンニクを切ったり、すりおろしたりして細胞に傷をつけると、酵素アリイナーゼの働きで、「アリシン」という成分に変化します。アリシンをオリーブオイルなどに溶かすと、アリシンが分解・結合して数種類のアリルスルフィド類に変化します。このアリルスルフィドのひとつであるジアリルトリスルフィド（DATS）は[35]、がん細胞の増殖を抑えて正常な細胞に戻し、がん細胞を消滅させます。通常、がんの治療は化学薬品を使ってがん細胞をアポトーシス（自殺）に追い込みますが、強力な薬を使うため副作用が大きな問題となっています。そこで、ニンニクの成分DATSを併用することで抗がん剤の投与量を減らし、副作用を軽減する実験が進んでいます。また、ニンニクは、イタリアや中国では料理によく使われており、これらの国々では1日あたり20gも摂取するため胃がんの死亡率が低くなっています。日本人も比較的ニンニクをよく食べますが、残念ながら胃がんの発症率はむしろ高いという結果がでています。これは塩分の摂取量が多いためと考えられます。

　また、イソチオシアネート（－N=C=S構造を持つ化合物）は抗がん活性があり、例えばハムスターに発がん性物質のニトロソアミンを与える際に、イソチオシアネートを混ぜるとがんの発症率が低下します。カラシ、ワサビ、ダイコン、サンショウなどには辛味成分のアリルイソチアネートが含まれています[36]。さらに、ショウガに含まれるショウガオールには発がんのプロモーション抑制活性があります。またブロッコリースプラウトには、スルフォラファンが多く含まれており[37]、体内に取り込まれた化学物質の解毒や抗酸化力を高めることで、がんを予防する効果が期待されています。

　一方、多糖類にもがん抑制効果が見いだされています。例えば、もずくに含まれるフコイダンはがんのアポトーシスを促進し[38]、ワカメやコンブの成

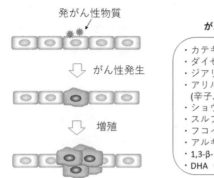

発がん性物質

⬇ がん性発生

⬇ 増殖

がんに有効な成分とその食材

・カテキン（緑茶）
・ダイゼイン/ゲニステイン（ダイズ）
・ジアリルトリスルフィド（ニンニク）
・アリルイソチアネート
　(辛子、ワサビ、大根　山椒)
・ショウガオール（ショウガ）
・スルフォラファン（ブロッコリースプラウト）
・フコイダン（もずく）
・アルギン酸など（ワカメ、コンブ）
・1,3-β-グルカン（キノコ類）
・DHA（魚）

図5-2　がん発症の抑制に効果が期待される食べ物

分にもがんのプロモーション抑制活性があります。また、キノコや酵母に含まれる1,3-β-グルカンは、マクロファージやナチュラルキラー細胞などの免疫細胞の働きを活性化することで、がん細胞の増殖を抑え込む効果が期待できます[39]。そして、青魚に含まれるDHAやEPAには、がんの増殖を抑制して細胞死（アポトーシス）を促進する効果がある他、がんの血管新生を助けるプロスタグランジンE2の産生を抑制し、がん細胞の転移しにくくします[40]。これらの食べ物を日常的に食べて、がん発症のリスクを減らすようにしましょう。

●デザイナーフーズ計画

　今まで述べてきたように、がん抑制効果が数多くの食べ物で見いだされました。しかし、がんの種類や原因遺伝子は多彩なため、がんのタイプごとに最適な抗がん効果を有する化合物が異なります。そこで、それらをどのように食べるのがよいのかが検討されました。その代表的なものとして、1990年から1993年に米国国立癌研究所（NCI）を中心に実施された「デザイナー

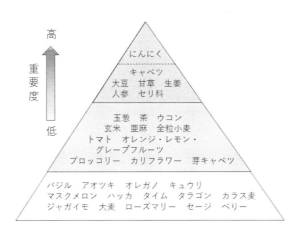

図5-3　がん発症の抑制に効果が期待される化合物とその効果
（デザイナーフーズ計画）

フーズ計画」があります。この計画では、がん予防効果のある食材40種類を選び出した後、その重要度をピラミッドの形で表しました（図5-3）。発表されたピラミッドの頂点にたつ食材は、にんにく、キャベツ、大豆、セロリなどで、ピラミッドの頂点に近い食材を積極的に摂取することが、がん予防に最も効果を発揮すると考えられます[41]。この他にも、第6章で述べる地中海式ダイエットも、がんの予防に有効であるという報告が数多くなされています[42]。

●糖質制限とケトン食
　体の中では免疫細胞ががん細胞を絶えず除去していますが、その際に、がんの増殖を遅らせる食べ方をすれば、免疫細胞ががんを撲滅するための大きな手助けになるはずです。がん細胞は正常細胞よりも活発に活動し、細胞を増やし続けます。そのため、正常細胞の3〜8倍もの糖を取り込まなければ、

がん細胞は活動を維持できません。正常細胞は糖質が不足すると、脂肪をケトン体に変えてエネルギー源のATPを作りますが、がん細胞はこのケトン体をエネルギーに変える能力が低下しているため、糖質制限食により糖質が不足すると、がん細胞はエネルギーが枯渇して死んでしまいます。

　この考えを一歩進めたのが「ケトン食」です[43]。糖質制限食は、糖質と脂質を低下してタンパク質の割合を増やしますが、タンパク質が多いと糖新生が優先的に行われて、肝臓が糖を作ると同時にケトン体の量もそれほど多くない状態になります。一方、ケトン食では、90％を脂質にして、８％をタンパク質、２％を糖質にします。血糖値を保てる最低限の量しか与えないと同時に、ケトン体の量を増やして糖をエネルギーとして使うルートをできるだけ遮断します。これにより糖を使ってエネルギーを作るがん細胞は栄養を取り込めなくなり、がんの増殖を抑制したり、がんを消失させたりすることができます。

　臨床試験において、がんの化学的療法とケトン食を組合わせることにより、効果が高まったという報告があります。しかし、残念ながらケトン食は高ケトン‐低血糖状態を引き起こすので、体にさまざまな悪影響を及ぼしてしまいます。さらに、ケトン食により体重が減少していきますが、それががんと闘うための体力を奪うことにもなりかねません。がん治療のためにケトン食を実施する場合は、担当医としっかり相談して実行することが大切です。

　一方、がん発症の原因は遺伝子の変化（変異）であり、がんの予防目的でケトン食を食べて続けても効果はありません。むしろ、ケトン体が体に悪影響を及ぼし、結果的に病気やがんを誘発することにもなりかねないので、がんになっていないときに、ケトン食を食べ続けることは、絶対にしないでください。さらに、糖質制限の逆、すなわち、糖質を取り過ぎて肥満の状態になることは、がんのリスクを高めます。肥満により炎症や障害を引き起こして活性酸素を発生することと同時に、免疫力の低下を引き起こし、がん発症

のリスクが高まります。糖質を取り過ぎないことは、がん予防につながることも覚えておいてください。

5.2　若さを保つ食べ物

●活性酸素とテロメアによる細胞の老化

　高齢になると細胞の分裂速度が低下し、新しい細胞とのターンオーバーがうまく行えなくなるために老化が進行します。「生物は必ず老化する」と考えられてきましたが、老化研究が進み、最近では「生活習慣や食生活により老化を遅らせることができるかもしれない」と考えられるようになってきました。本節では、若さを保つ食生活について考えます。

　老化を促進する重要な因子のひとつが「活性酸素」です[44]。老化に活性酸素が関わっていることは、多くの研究により立証されてきました。例えば、寿命と酸素消費量には負の相関があり、酸素消費量の少ない生物（活性酸素を過剰に発生させない生物）ほど寿命が長くなります。また、線虫を使った遺伝子変異実験では、遺伝子異常により活性酸素の分解能力が低下すると寿命が短くなり、活性酸素を分解する酵素の活性を高くすると寿命が伸びました。さらに、高齢のマウスでは活性酸素により酸化した脂質やタンパク質が増えることで、細胞機能の低下が起こっていることもわかっています。

　もうひとつの老化を促進する重要な要因が「テロメア」です。染色体の末端は、テロメアと呼ばれる繰り返し配列を有する一本鎖DNAになっています。テロメアには細胞の分裂寿命を決める時計の役割があり、細胞分裂のたびに短くなり、ある長さ以下になると細胞分裂ができなくなります。細胞にはテロメラーゼというテロメアを伸ばす酵素が備わっていますが、生殖細胞以外の細胞ではその働きは弱く、年齢とともに少しずつテロメアが短くなります。

　これら2つの老化（活性酸素によるミトコンドリアの老化とテロメアによる老化）は、関連性がないと考えられていましたが、お互いが影響しあっていることがわかってきました。ミトコンドリア機能の低下は、結果的に活性酸素の漏出を増やし、テロメアを酸化します。このテロメアの酸化は、テロメアの短縮を促して老化が進行すると同時に、ミトコンドリアの量を減少させて細胞機能を低下させます。

●抗酸化物質による老化防止

　上記の理由により活性酸素の過剰な発生の抑制、あるいは分解能力の向上は、がんの予防だけでなく、細胞の老化を防ぐ有効な手段になります。特に、高齢では活性酸素の分解能力が低下しているので、抗酸化物質を食べて、活性酸素を不活化すれば老化を遅らせることができるはずです。

　実際、抗酸化物質の寿命に対する実験が行われてきました。マウスを使って抗酸化物質と寿命との関係を調べた研究では、抗酸化物質が寿命を伸ばすという結果が得られています（効果がないという報告もあります）。しかし、ヒトに対して行われた統計的な調査では、抗酸化物質を摂取することが寿命に関連しているという信頼のおける結果は得られませんでした。これは、多くの食べ物には、何らかの抗酸化物質が含まれており、私たちは普段の食事のなかで、十分な量の抗酸化物質をすでに摂取していることが原因ではないかと思われます。ただし、極端な偏食をすると抗酸化物質が偏り、老化が進む可能性がありますから、いろいろなものを食べて抗酸化物質をバランス良く摂取する食生活を心がけましょう。

●老化を遅らせるサーチュイン

　抗酸化物質以外の老化を遅らせる因子として注目されているのが、「サーチュイン」です[45]。サーチュインは、ヒストンの脱メチル化を行い、染色体

から遺伝子の読み出しを抑制します。言い換えると、サーチュインは、遺伝子の活動を低いレベルにコントロールして使用量を倹約する役割があり、結果的にそれが寿命を延ばすことになります。

　栄養を制限するとサーチュイン遺伝子が働き、酵母や線虫では寿命が伸びることがよく知られています。アメリカの国立研究所で、アカゲザルの食事制限をすることにより、サーチュインがサルの寿命に及ぼす効果が調べられました。その結果、栄養を30％制限した食事を与えたアカゲザルでは、栄養を制限しないアカゲザルよりも毛並みが美しく、かつ寿命も長いことがわかりました[46]。しかし、その後にも同様の研究がなされましたが、肯定的な結果が得られたケースと否定的な結果が得られたケースがあり、十分には検証できていません。このように結論の信頼性には議論の余地を残していますが、栄養を制限すると若さを保てる可能性があるわけですから、普段から腹八分目を心がけるのがよいでしょう。

　食事制限ではなく、食べ物によってサーチュインを活性化しても同様の効果が得られるはずです。そのような食べ物が探索され、「レスベラトロール」という物質が見つかってきました[47]。レスベラトロールは葡萄の皮に含まれるポリフェノールで、赤ワインに多く含まれています。赤ワインをたくさん飲むとアルコールによる悪影響が懸念されるので、皮ごと食べるブルーベリーやラズベリーなどのベリー類を直接摂取するのが合理的かもしれません。

●若返り効果が期待されるポリアミンとGDF11
　最新の老化研究により、若返り効果が期待できる化合物やタンパク質の候補が新たに見つかってきました。そのひとつが、「ポリアミン」です[48]。ポリアミンは、精子の細胞やがん細胞など活発に活動する細胞に多く含まれており、細胞の増殖や遺伝子の読み出しを促す役割をしています。その機能に

よりポリアミンは、細胞や個体を若返らせる可能性があります。ポリアミンを与えたマウスと与えないマウスを比較した自治医科大の研究では、ポリアミンを与えたマウスの毛並みは若い状態であり、若さを保つ効果があることがわかりました。血中のポリアミン量は、年齢とととともに低下しますが、食べ物で体内のポリアミン量を高めることができます。ポリアミンは大豆に多く含まれているので、大豆を日常的に食べることは若さを保つことにつながるかもしれません。

　もうひとつの若返り物質として期待されているのが、「GDF11」というタンパク質です。老いたマウスと若いマウスの静脈をつなぎ、お互いの血液を他方のマウスに流す実験を「パラビオシス」と言います。このパラビオシスの実験により、「年老いたマウスが若いマウスの血液により若返る」という興味深い現象が見いだされ[49]、その若返りタンパク質としてGDF11が発見されました。最新の研究では、GDF11を長期的にマウスに注射すると、心臓や神経が若返るという報告があります。もしこの結果が正しいとすれば、「GDF11を体内で積極的に作らせる食べ物は若返りの食べ物」ということになりますが、何を食べればそのような効果があるかはまだわかっていません。今後の研究に期待したいものです。

●テロメアを伸ばす若返り法

　テロメアに関して、いくつか興味深い実験がマウスを使って行われました。テロメアの短くなるマウスを作製し、マウスにテロメラーゼ遺伝子を導入しておきます。マウスの老化が始まったところで、テロメラーゼ遺伝子を働かせてテロメアを伸ばした結果、そのマウスには若返り効果がみられました[50]。また別の実験では、老化した細胞だけをアポトーシスするようにして、老化した個体から老化した細胞（テロメアの短い細胞）だけを取り除くことが行われました。その結果、老化細胞の減少した個体には若返り効果が見られま

した。これらの結果は、「テロメアを伸ばすことができれば個体も若返る」という可能性を示唆しています。

　さらにテロメアを伸ばす方法についても興味深い研究が報告されています。例えば、ある病気の男性患者さん35名に対して生活習慣を見直した群と見直さない群を作り、5年後のテロメアの長さを測定しました[51]。生活習慣を見直した群では、毎週ミーティングを行い専門家の指導のもとで、①植物ベースの食事、②適度な運動、③ストレス管理を行いました。その結果、生活習慣の改善を行わなかった群ではテロメアの長さが平均3％縮小していたのに対し、見直した群ではテロメア長さが平均10％増加しました。ストレスを防ぎ抗酸化物質を摂取する生活により、テロメアの長さを伸ばすことができるようです。

　ではテロメアを伸ばす働きのある食べ物はあるのでしょうか。テロメアを伸ばす働きがある化合物TA‐65が生薬の黄耆から見いだされています。しかし、ヒトの細胞では、テロメアの長さは厳密にコントロールされており、テロメラーゼを活性化してテロメアを伸ばそうとすると、それを感知してテロメアを伸ばすのを阻害します。そのため、TA‐65の効果は十分に確認されていません。また、テロメアを伸ばす働きがある食べ物も見いだされていません。

　以上のように、若返りの突破口は少しずつ見えてきており、若返る食べ物が将来見つかるかもしれません。今後の研究の進展に期待しましょう。

第6章　認知症と腎臓病を防ぐ
　　　　食生活

6.1　アルツハイマー型認知症を予防する

●アルツハイマー型認知症

　2010年において全世界で3560万人が認知症を発症しており、その数は、2050年には1億1,540万人に到達すると推測されています。欧米人に「アルツハイマー型認知症」が多いのに対して、日本人は脳内の記憶に関わる部分に脳梗塞や脳出血が起こることで発症する「脳血管性痴呆症」が多いのですが、アルツハイマー型認知症はその進行が速く、認知症の中でも特に気をつけなければいけません。そこでこの章では、「アルツハイマー型認知症を予防するにはどのような生活習慣をすればよいか」について説明します。

　認知症の初期段階の人には、「昔のことは正確に覚えているのに、ついさっき言ったことを忘れてしまい、何度も同じことを繰り返す」という症状がみられます。脳は、新しい情報を海馬で整理し、新しい記憶（短期記憶）を作り上げ、完成した記憶（長期記憶）を大脳皮質で保存します。ちょうどパソコンのSDメモリーとハードディスクのような関係です。しかし、認知症になると、SDメモリーにあたる海馬が支障をきたし、短期記憶を保存できなくなります。ハードディスクにあたる大脳皮質は完成した長期記憶とし

て残っているので、その部分に障害が加わらなければ昔の出来事でも鮮明に覚えていることができます。

　アルツハイマー型認知症はどのようなメカニズムで発症するのでしょうか。その流れを図6‐1に示します。脳は海馬で短期記憶のための作業を行うと言いましたが、その際にAPPというタンパク質を使い、それが切り出されてアミロイドβ（Aβ）を作り出します。Aβは脳にとってはゴミなので、ゴミが脳に溜まらないように絶えず分解除去する必要があります[52]。Aβはうまく取り除けないと凝集して「老人斑」と呼ばれる状態を作ってしまいます。老人斑は神経細胞にとっては情報伝達の邪魔者であり、神経細胞のストレスになります。その結果、タウというタンパク質が働いて、神経が変性して最後には自ら細胞死を引き起こします。細胞死を起こすと、その周辺の神経細胞の情報伝達や栄養補給がうまくいかなくなり、Aβの蓄積と神経細胞の細胞死の連鎖が起こってしまいます。これが、アルツハイマー型認知症の人の脳内で起こっていることであり、細胞死の連鎖はやがて脳を溶かし、急速に認知症が進行してしまいます。

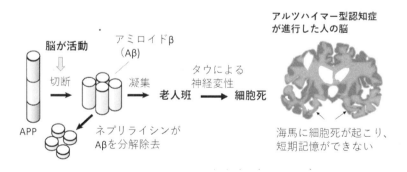

図6‐1　アルツハイマー型認知症発症のメカニズム

●十分な睡眠による認知症予防

　アルツハイマー型認知症になるリスクを減らすには、どうすれば良いので
しょうか。最近の研究から、アルツハイマー型認知症の予防には、十分な睡
眠をとることが、最も重要であることがわかってきました。

　アルツハイマー型認知症は脳の作業で生じたゴミであるAβの蓄積から開
始されますから、その予防策としては、Aβを確実に分解除去することが重
要です。Aβを分解する酵素は、ネプリライシン（NEP）とインライシン
（IDE）です[53]。NEPの活性の低下がAβの蓄積を促す要因のひとつであり、
NEPを働かなくしたノックアウトマウスでは、Aβの量が2倍になってしま
います。NEPには、「インスリンを分解する」というもうひとつの大切な役
割があり、日中はインスリンを分解し、インスリン分泌量が少ない睡眠時に
Aβを分解します。そのためAβの蓄積を防ぐには、適切な睡眠をとる必要
があるのです。実験でも、マウスのAβの量が減少するのは睡眠時であるこ
とや不眠症の人はアルツハイマー型認知症のリスクが高くなることが確かめ
られています。

　また、2型糖尿病の人は、アルツハイマー型認知症や脳血管性痴呆症のリ
スクが高くなります。この理由は糖尿病により動脈硬化が進み、脳内血管損
傷のリスクが高まることがひとつの原因ですが、それ以外にも、2型糖尿病
の人は常に過剰にインスリンが分泌されているのでNEPの働きがインスリ
ンの分解方向に傾き、結果的にAβの分解が抑制されていることも原因と考
えられます。さらに、夜にインスリンを出した状態で起きている生活、即ち、
夜更かしをする、夜遅くに夕食を食べる、寝る前にお酒を多量に飲むといっ
た生活は、アルツハイマー型認知症の発症を助長してしまいます[54]。

●運動による認知症予防

　睡眠だけでなく、運動もアルツハイマー型認知症の発症を遅らせる手段の
ひとつです。脳の栄養にあたるのが脳由来神経栄養因子（BDNF）です。
BDNFは、①海馬に高濃度で存在すること、②神経細胞の発生、成長、維持、
修復に働くこと、③学習や記憶に重要な働きをすることがわかっており、ア
ルツハイマー型認知症患者ではBDNFが低下しています。

　BDNFを増やすには運動が効果的と考えられています[55]。日常的にトレー
ニングしている人と運動をしない人では、BDNFは運動している人の方が高
く、週に３回以上速足で運動する人は、まったく運動しない人と比べて、ア
ルツハイマーの発症リスクが半分になったという報告があります。さらに、
運動することによりイリシンというホルモンが分泌されますが、イリシンが
脳を活性化し、BDNFを増やすことの手助けをします[56]。

　BDNFには「交感神経を活性化してエネルギー消費を高める」という別の
働きがあります。そのため、肥満や２型糖尿病の人はBDNFの量が減少して
おり、結果的にアルツハイマー型認知症のリスクが高まってしまいます。さ
らに、BDNF以外にもさまざまなホルモンが脳の栄養剤として神経細胞の保
護に関わっているようです。妻に先立たれるなどの消失感により、認知症が
一気に進行するということはよくあります。これは、幸福感などに携わるホ
ルモンが脳を活性化しているためと考えられます（詳しい因果関係はわかっ
ていません）。常に生きる目的を持ち、適度な運動を行い、幸福な気持ちで
いることは認知症の予防には欠かせません。

　一方、海馬はにおいを感じ取る嗅神経と繋がっています。そのため、認知
症の初期段階では「匂い」を感じないという症状が出てきます。再生能力が
高い嗅神経を効果的に刺激して嗅神経細胞の再生を促せば、その刺激が海馬
にも伝わって、海馬の働きが活性化される可能性が示唆されています。さま
ざまな香りのアロマが市販されているので、それを使って刺激することは、

認知症の予防に有効かもしれません。

　神経幹細胞（ニューロンのもとになる細胞）がニューロンへ分化すること
を「ニューロン新生」と呼びます。この新生したニューロンが短期記憶には
重要ですが、それは、年齢とともに減少します。特にアルツハイマー型認知
症では、老人斑の蓄積に応じて新生ニューロンの数が減少し、その働きも低
下しています。長い間、「脳細胞は再生しない」と考えられてきました。し
かし、1998年エリクソンらの研究により、海馬の再生能力は成人にもあるこ
とが分かってきました[57]。短期記憶が失われるのを遅らせるにはニューロン
を生み出すことが重要であり、ニューロン新生を促すための研究が精力的に
進められています。

●魚やオリーブオイルによる認知症予防

　アルツハイマー型認知症のリスクを減らすには、十分な睡眠や適度な運動
を実行するだけでなく、正しい食生活をすることがとても重要です。ここで
は、最新の研究で見つかった認知症予防に効果がある食べ物を紹介します
（図6-2）。

　まずアルツハイマー型認知症予防に最も効果が期待できる食べ物が、魚で
す。間近に起こった出来事を海馬で記憶するためには、海馬の神経細胞が柔
軟に動いて新しい配線を作る必要があります。神経細胞の60％がリン脂質
であり、そのリン脂質の約11％をω-3系列の脂肪酸（主にDHA）が占めて
います。つまり、DHAは、神経細胞を変形能の高い状態に保ち、迅速な活
動を助ける役割を担っています。しかし、DHAが脳にとってそれほど重要
であるにもかかわらず、α-リノレン酸からEPAを合成する割合とEPAか
らDHAへ変換する割合は、それぞれ5％と0.5％以下に過ぎず、しかも脳細
胞は、DHAを合成することができません。つまり、脳内のDHAのほとんど
は食事により供給されています。食事により十分な量のDHAを摂取すれば

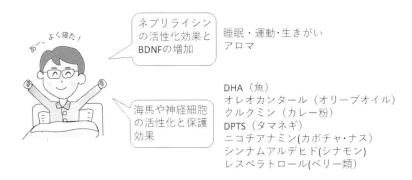

図6-2　アルツハイマー型認知症を予防する生活習慣と食生活

問題ないはずですが、高齢者やアルツハイマー病患者の末梢血や死後の脳に
含まれるDHAの量はかなり少なくなっています[58]。

　このような背景から、脳の活性化と保持におけるDHAの役割が詳しく調
べられてきました。その結果、DHAやEPAには、脳細胞を活性化して情報
伝達機能を向上する効果だけでなく、脳神経を再生する作用やAβの沈着を
抑制する作用、BDNFを増やし神経細胞を保護する作用があることがわかっ
てきました[59]。例えば、DHAやEPAを常用した人は認知機能の低下が抑制
され、脳の萎縮が軽減しました。さらに、魚をほとんど食べない人は、1日
1回以上魚を食べる人よりもアルツハイマー型認知症のリスクが約5倍高く
なります。このように、アルツハイマー型認知症の発症予防に、魚の摂取が
有効であることは確かなようです。最近の研究ではベジタリアンの人のよう
に極端に肉の摂取量が低い場合も、認知症のリスクが上昇することもわかっ
ているので[60]、魚と肉はバランス良く食べる必要があります。

　一方、地中海地域で認知症の発症率が低いことから、「オリーブオイル」
と認知症との因果関係が詳しく調べられました。その結果、オリーブオイル
にAβの蓄積を減少する働きがあり、抗酸化物質のオレオカンタールにAβ

を除去する活性を高める働きがあることがわかってきました[61]。オレオカンタールは、エクストラバージンオイル（新鮮なオリーブの実をそのまま搾った一番搾りのオリーブオイル）に含まれ、かすかにピリリと刺激のある味の物質です。したがって、認知症予防にはオリーブオイルの中でもエクストラバージンオイルを摂取する必要があります。

●抗酸化物質による認知症予防

　ストレスにより生じる活性酸素が脳の神経細胞を老化して認知症の進行を速めるため、抗酸化物質には認知症予防やその改善効果があります。例えば、70歳代のアメリカ人のアルツハイマー型認知症の発症率がインド人の4.4倍という驚きの結果に端を発し、その原因が調べられました[62]。その結果、カレーを日常的に食べていた人の認知症テスト（MMSE）の結果が、ほとんど食べていない人よりも優れており、カレーに含まれる「クルクミン」が認知症予防に効果がある化合物であることがわかってきました。クルクミンは、カレーのスパイスとして重要なウコンの主成分です。クルクミンはAP‑1（アミロイドの発現に関与する転写因子）を阻害してAβの蓄積を減少させ、マクロファージを活性化させることでAβの分解除去を助けます。さらに、クルクミンには血液脳関門の損傷を予防する効果もあります。

　脳には血液脳関門があり、その関門を通過して脳まで到達できる抗酸化物質に、認知症の予防効果が特に期待できます。タマネギに含まれるジプロピルトリスルフィド（DPTS）は血液脳関門を通過し[63]、記憶を司る海馬の酸化を防ぐことで記憶力を改善します。一方、脳に直接作用しなくても、ポリフェノールの血糖値を下げる効果や抗炎症作用は、結果として認知症予防につながります。したがって、緑茶のカテキン、ブロッコリーのスルフォラファン、魚や鶏肉にふくまれるイミダゾールジペプチドなどを摂取することも認知症予防に良いと考えられます。

この他にもカボチャやナスなどに多く含まれるニコチアナミンは、マウスの実験で長期記憶保持を高める効果があり、アルツハイマー型認知症の発症を遅らせました。また、カリフォルニア大学のグループは、シナモンに含まれるシンナムアルデヒド[64]にタウの酸化を防ぐ働きがあり、シナモンを摂取すればシナモンに含まれるエピカテキンとの相乗効果により、アルツハイマー型認知症の予防に役立つことを報告しています。さらに、赤ワインに含まれるレスベラトロール[65]にはAβを減少させる効果が報告されています。

●マインドダイエット

　認知症を予防する食べ物として、今まで述べてきたようなものが有効であることがわかってきました。それらを日常的、かつ総合的に摂取することが大切です。その方法として、すでに述べた「地中海式ダイエット」が注目されており、認知症の予防にも効果があるという報告が数多くなされています。2015年にアメリカのラッシュ大学では、アルツハイマー型認知症を予防する新しい食事スタイルとして「マインドダイエット（MINDダイエット）」を

10種類の健康に良い群		5種類の制限すべき群	
・緑の葉物野菜	（6回以上/週）	・赤身肉や加工食品	（4回以下/週）
・その他の野菜	（1回以上/日）	・バター/マーガリン	（大さじ1杯未満/日）
・ナッツ類	（毎日）	・チーズ	（1回未満/週）
・ベリー類	（2回以上/週）	・菓子パン/お菓子	（5回未満/週）
・豆類	（3回以上/週）	・油で揚げた食品/ファーストフード	
・全粒穀物	（3回以上/日）		（1回未満/週）
・鳥肉（皮以外）	（2回以上/週）		
・魚類	（1回以上/週）		
・植物油（オリーブポル）	（日常的に）		
・ワイン	（グラス1杯/日）		

図6-3　マインドダイエット

発表しました。これは、認知症に効果のある食品に注目し、それらをバランス良く摂取しようというもので、地中海式ダイエット＋DASHダイエットの改良型に該当します[66]。MINDダイエットの概要を図6‐3に示します。MINDダイエットは食事制限というよりは、むしろ食事のスタイルを提唱する方法で、10種類の健康に良い群を積極的に摂取し、5種類の制限すべき群を避けるというものです。日本人が食べている食材や料理を当てはめやすい食事法なので私たちにも実践しやすいと思います。

6.2　腎臓病を予防する

●慢性腎不全

　腎臓は、血液中の余分な塩分や老廃物を1日に140L濾過処理し、必要な塩分、水分、ミネラルなどを再吸収します。そして、不要な塩分と老廃物は約100倍に濃縮され、尿（約1.4L/日）として排出されます。腎臓は、自己再生能力がないので、毎日強いられるこの過酷な労働により少しずつ破壊されてしまい、腎不全になった場合には、人工透析が必要になります。2017年の日本の人口100万人あたり透析患者数は2,640人（世界第2位）であり、その患者の数は増え続けています。高齢になっても腎臓が元気な状態を維持するには、腎臓の破壊を少しでも遅らせることが大切です。

　腎臓の糸球体は毛細血管の塊のような構造をしています。腎臓に負担をかけ続けると、腎臓の糸球体が目詰まりを起こしたり、膜に穴が開いたりすることで透析機能が低下して、それを知らせるシグナルが出てきます（図6‐4）。原尿のうちタンパク質などの必要な成分は回収されて血中に戻されますが、この分別がうまくできなくなり血液やタンパク質が尿にまざる症状が表れます。また、腎臓の機能低下により、排出されるはずの塩分や水分が行き場を失い、血管と細胞質の間から浸みだす「むくみ」の症状を呈します。

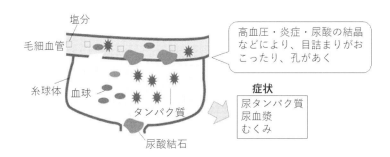

図6-4　腎機能の低下とそのサイン

これらは、腎臓に負担がかかっていることのサインですから、塩分摂取を減らし、ゆっくり休むことを心がけなければなりません。

●腎機能低下の原因物質としての尿酸

　腎機能が低下する原因はいくつかありますが、食生活が原因で機能低下した場合、その主な原因物質は「尿酸」です[67]。ATPなどの体を動かすためのエネルギー物質や核酸などの細胞を作る化合物は、運動や新陳代謝により分解されて「プリン体」を生じ、肝臓で分解されて尿酸となります。成人では1日に約700mgの尿酸が体内で産生されますが、それと同じ量が尿として体外に排出されるので、血液中の尿酸値は常に一定量に保たれています。

　一方、過剰な運動や不適切な食生活（プリン体の過剰摂取）、あるいは腎臓機能が低下すると、血液中の尿酸量が増えて尿酸値の溶解限界の7.0mg/dLを超えた状態、すなわち「高尿酸血症」になってしまいます。溶けきれない尿酸の結晶は、腎臓の糸球体の孔を塞いでろ過機能を低下させ、やがて尿路結石になります。また、溶けきれない尿酸の結晶が関節に蓄積すると「痛風」を引き起こし、血管内部に付着すると動脈硬化を促進します。さらに、尿路結石の80％以上はシュウ酸カルシウムの結石ですが、溶け切れなかった尿

酸の結晶が結晶核となり、シュウ酸カルシウムの結晶成長を助けます。

●腎機能を助ける食べ物

　高尿酸血症の原因となるプリン体の8割は体内で生成されたもので、2割が食品からの摂取によるものです（図6-5）。8割を占める体内のプリン体は過酷な労働により増えるので、腎臓に負担をかけないためには、慢性的な疲労状態にならないように心がけることが大切です。

　さらに、食べ物から生じる2割のプリン体をコントロールすることも、尿酸量を増加しないために大切です。レバー、白子、エビ、イワシ、カツオなど美味しいと感じるものや珍味にプリン体が多く含まれているため、「通風にならないためには珍味を控えるのが大切」と長い間言われてきました。しかし、プリン体は肉や魚介類にも多く含まれており、珍味だけを控えてもあまり意味がなく、プリン体の摂取量だけを制限するのは、現実的に極めて困難です。むしろ、過食をさけ、バランスのとれた食生活を心がけることが重要です。最近、乳酸菌[68]やブレビス菌にプリン体の吸収を抑える効果が見いだされており、これらの菌を積極的に摂取してプリン体の吸収を抑えるのもひとつの手段です。しかし、プリン体を有する化合物は体を作るのに必要な成分であり、プリン体の吸収を防ぐのはあまり良い方法ではありません。

　最近プリン体カットの表示があるビールが売られています。毎日ビールを1缶飲む人は6年間で尿酸値が0.5～1.0mg/dL上昇し、痛風の危険度が2倍になるというデータから、プリン体カットのビールが販売されるようになってきました[69]。しかし、ビールに含まれるプリン体の量は低いので、ビールのプリン体が尿酸値上昇の原因と考えるのは不自然です。おそらくアルコールが尿酸値に影響しているので、尿酸値が高い人はプリン体OFFのビールであっても、できるだけ飲まないようにするべきです。

　一方、血液のpHは尿酸の排出量に影響します。体内では多くの酸（2万

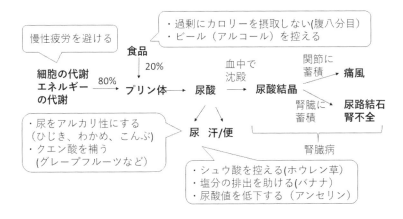

図6-5　腎臓の働きを助ける食生活

mg等量）が作られますが、二酸化炭素として肺から排出するとともに、尿として体外に排出されます。腎臓は塩基性イオンの重炭酸イオンを再吸収して、血液のpHをできるだけ一定に保ちます。しかし、何を食べたかによってpHはある程度変動し、動物性食品に偏った食生活をするとやや酸性側に傾いてしまいます。血液のpHが酸性に傾くと尿酸の溶解度が低下し、尿酸の結晶が血液中で析出しやすくなります。つまり、尿酸値を低下するためには、動物性食品に偏った食生活を避け、血液のpHをアルカリ性にしてくれる食べ物を積極的に摂取することが大切です。

　例えば、グレープフルーツやレモンに含まれるクエン酸は、摂取後に肝臓で代謝され重炭酸イオンを生成するため、酸性に偏った血液をアルカリ性にする働きがあります[70]。さらに、野菜や海藻類、特に、ひじき、わかめ、こんぶ、干し椎茸、大豆などの尿をアルカリ性にする食品を摂取するのも効果的でしょう。また、尿酸値が高い場合は、ほうれん草、カリフラワーなど、シュウ酸の多い食べ物を控えることも必要かもしれません。カリウムは塩分

の排出を手助けし、塩分による負担をやわらげてくれるので、バナナのようなカリウムを含む食べ物を食べることも良いでしょう。この他にも、マグロやカツオなど遊泳能力の高い大型の回遊魚の筋肉に多く含まれるアンセリンにも尿酸値を低下する効果が知られています。

　ここで注意してほしいのは、上記の食べ方は、腎臓機能をできるだけ正常に保つための方法であり、腎臓機能がすでに低下している人の食べ方は、まったく異なることです。例えば、塩分やカリウムの食事制限をする必要があります。腎機能が低下している場合は、担当医とよく相談して、食べ物を厳密にコントロールしなければなりません。

●糖尿病が引き起こす腎不全

　慢性腎臓病（CKD）が肥満やそれに伴うメタボリックシンドロームと密接に関係していることはよく知られています。肥満により起こる糖代謝異常や高血圧による障害、あるいは、糸球体での過剰なろ過がCKDの要因です。特に2型糖尿病になると、高血糖により動脈硬化が起こり、細胞が破壊されやすくなります。この糖尿病に伴う腎不全（糖尿病性腎症）は、全透析患者の40％以上に該当します。さらに、糖尿病では、高血糖によりアシドーシスが起こり血液が酸性化するため、尿酸の結石ができやすくなります。肥満にならないことは腎臓に負担をかけない重要な因子ですから、正しい生活習慣や食生活を心がけてください。

第3部 現代社会を生きるための食生活と理想的な食事

　現代社会を生きるということは、さまざまなストレスを受ける中で生きるということであり、ストレスからくる自律神経の失調やアレルギーなど多くのストレッサーと私たちは戦わなくてはいけません。そこで、第3部では、ストレスとアレルギーを防ぐ食生活とはどうあるべきかについて考えます。

　さらに、今まで述べてきたことの総仕上げとして、現代社会における理想的な食べ方、特に日本人に適した食とは何かについても考えます。

第7章 現代社会のストレスから
身を守る食生活

7.1 肉体的疲労を回復するための食生活

●現代社会におけるストレス

2004年に文部科学省が大阪地区で行った調査では、疲労感を自覚している人の割合は56％で、そのうちの半数以上の人が、「疲労感が半年以上続く慢性疲労に悩んでいる」と答えました。小学生と中学生の場合でも、30日以上の疲れを訴える子どもの割合が、それぞれ約10％と約20％もいるという驚くべき報告もあります。さらに、ストレスによる体調不良や疲労感が引き金となって学校や仕事に行けないということもよくあり、引きこもりの人数は増加の一途をたどっています。

このような社会から受けるさまざまな精神的なストレスや肉体的な疲労と私たちはどのように向き合えばよいのでしょうか。本章では、ストレスとそれに伴う疲労のメカニズムや、それを少しでも軽減する食べ物について説明します。

●肉体的な疲労のメカニズム

　疲労には、肉体的な疲労と精神的な疲労がありますが、肉体的な疲労から説明します。肉体的な疲労の概要を図7-1に示します。筋肉はアクチンとミオシンという2つのタンパク質の層が交互に重なった構造をしており、ATPをエネルギー源とし、カルシウムイオンを小胞体から出し入れすることで筋肉の収縮と弛緩を行います。

　運動により筋肉を動かすと、酸素とATPを消費します。ATPの欠乏は細胞にとって死活問題なので、酸素が不足してもクレアチンリン酸からATPを作れる仕組みになっています。しかし、過剰な運動をすると、クレアチンリン酸も不足し、エネルギー消費の結果として生じるADP、クレアチン、リン酸イオンが多い状態になります。カルシウムイオンはリン酸イオンと結合して小胞体に戻れなくなるので、筋肉を収縮したままの状態になります。これが、筋肉が固くなった（こった）状態です。さらに、運動の際にはアクチンとミオシンの繊維を激しくスライドするので、結合組織で炎症がおこり、いわゆる「筋肉痛」を引き起こします。長時間の運転やパソコンでの作業のように同じ姿勢を続けた場合も、運動した場合と同様に継続的な筋肉の弛緩状態によって筋肉が固くなってしまいます。筋肉疲労の状態になると、「体

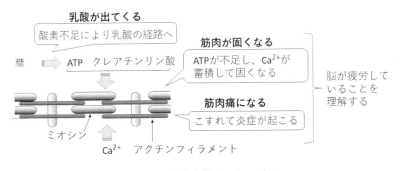

図7-1　筋肉疲労のメカニズム

を動かしなさい」という脳の指令に対して筋肉が思うように動かず、脳は「疲労している」と理解します。これらが「肉体的な疲労」を感じるメカニズムです。

　運動で筋肉が疲労すると乳酸が溜まるので、「乳酸が疲労や肩こりの原因」であると長い間考えられてきました。しかし、乳酸が蓄積するのは、酸素の供給が間に合わないために糖から乳酸が作られているに過ぎないことがわかってきました。乳酸は疲労物質ではなく、疲労していることを知らせてくれるバロメーターと考えるのがむしろ適切です。一方、最新の疲労研究から、「活性酸素」が疲労の要因であることがわかってきました。運動により活性酸素が過剰に発生してしまい、筋肉の細胞や自律神経の細胞が傷ついて機能低下してしまいます。夏の暑さにより疲労するのも、紫外線や温度のストレスにより活性酸素を発生する量が増加し、細胞を傷つけてしまうことが原因です。

　安静にしていればADPとリン酸がATPに、クレアチンがクレアチンリン酸に次第に戻り、筋肉の固い状態が次第に回復して筋繊維の激しいスライドで傷ついた部分も修復されます。一方、疲労が継続してしまい、回復がうまく追いつかないと慢性化してしまいます。肉体的な疲労を慢性化しないためには、日常的な運動により少しずつ筋肉量を増やし、エネルギー蓄積量とエネルギー合成能力を日頃から増やしておくことが大切です。

●肉体的な疲労を回復する食べ物

　肉体的な疲労を回復するのに良い食べ物について次に説明します。肉体が疲労している状態では、ADP、クレアチン、リン酸が多い状態になっていますから、ミトコンドリアのTCA回路を使って、ATPを作ることが回復には必要です。言い換えれば、疲労回復効果を期待できるのはミトコンドリアのTCA回路を活発に動かす化合物です。

　私たちは「はちみつとレモンの組合わせ」がそのような働きをする化合物と経験的に思ってきました。みなさんも運動後の疲労回復のために、「レモンのはちみつ漬け」を食べた経験があると思います。糖とクエン酸を同時に摂取するのでTCA回路が速く動きATPを効率よく作れそうですが、クエン酸の疲労回復効果に関して信頼性のおける実験結果は少なく、その有効性は確かではありません。しかし、クエン酸は尿のpH値をアルカリ側にして尿酸の排出を助けてくれるので、疲労時にクエン酸を摂取するのは良いことだと思います。

　激しい運動をすると大量の汗をかき、TCA回路を円滑に回してATPを作るのに大切な水溶性ビタミン（ビタミンB1、B6、B12など）が失われてしまいます。特に、疲労感には水溶性ビタミンB1が関連しており、ビタミンB1が不足するとだるい、疲れやすいという症状がでてきます。大正時代にビタミンB1不足から「脚気」が流行したという経験が、ビタミンB1に疲労回復効果があるという概念を根付かせました。ウナギが疲労回復に良いと言われているのもビタミンB1を多く含むからです。

　ビタミンB1を体に留めるには、ニンニクやネギなどアリシンを含む食べ物と一緒に、ビタミンB1を摂取することが有効です。アリシンは、ビタミンB1と結合して「アリチアミン」という物質になります。アリチアミンはビタミンB1単体よりも体にたくさん蓄積できるので、ビタミンB1より疲労回復に優れた効果を発揮します。さらに、ニンニクに含まれるスコルジニンもビタミンB1の蓄積を助けます。疲労の予防や回復には、ビタミンB1を含む豚肉や果物を、にんにくと一緒に日常的に摂取しておくのが良いでしょう。この他にも、クレアチニンやトマトなどに含まれる α-リポ酸[71] も不足すると糖代謝が円滑に進まなくなります。そのため、これらのサプリメントを肉体の疲労回復に利用しているアスリートもいます。

　また、活性酸素により筋肉に炎症を起こすことも疲労の原因なので、抗酸

化物質には疲労を防いだり、回復したりする効果があります。特に、筋肉疲労の回復には、「イミダゾールジペプチド」が注目されています[72]。イミダゾールジペプチドは、ヒスチジンとβ-アラニンという2つのアミノ酸（あるいはそれがメチル化されたもの）で構成されたジペプチドで、代表的なものとして、カルノシン、アンセリン、バレニンがあります（図7-2）。

　筋肉や脳細胞には、イミダゾールジペプチドを合成する酵素が多く含まれています。食べ物に含まれるイミダゾールジペプチドは、アミノ酸に分解された後、速やかに筋細胞に取り込まれてイミダゾールジペプチドに再合成されます。そのため、イミダゾールジペプチドは筋肉内での蓄積量が高く、カテキンやイソフラボンなどのポリフェノール類よりも筋肉の疲労防止に優れた効果を発揮します。また、イミダゾールジペプチドは、カルシウムイオンの体内輸送や乳酸の分解促進などにも効果があります。

　鯨や渡り鳥が、体を高速で長時間動かし続けることができるのは、体内に多量のイミダゾールジペプチドを持っているからです[73]。大阪市立大学の自転車により負荷を与える実験では、イミダゾールジペプチドを摂取した場合、疲労予防だけでなく疲労回復力を高める効果がありました。バレニンは鯨の肉に高濃度に含まれていますが、現在では鯨を食べる機会がほとんどないので、マグロや鶏肉に多く含まれるアンセリンやカルノシンを摂取するのがよいでしょう。

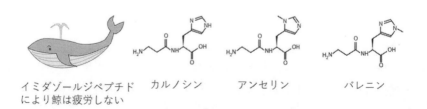

イミダゾールジペプチド　　カルノシン　　アンセリン　　バレニン
により鯨は疲労しない

図7-2　疲労の予防と回復を助けるイミダゾールジペプチド

7.2 精神的なストレスの緩和方法

●ストレスと体のバランス

　精神的なストレスと疲労について説明します。精神的な疲労は、人間関係や悩み事などを原因とする「心の疲れ」と、デスクワークなどで視神経や脳が緊張した状態が続くことによって起こる「頭の疲れ」があります。これらの精神的な疲労に対して、脳はホルモンを出します[74]。本来は、その精神状態に対してうまく対処するために出しますが、その精神的な疲労状態が長期間継続してしまうとそれらのホルモン自身が体に悪影響を与え、ホルモンバランスを元の状態に戻せなくなってしまいます。あるいはホルモンを使いすぎて不足してしまい、体にさまざまな変調が起こってきます。

　例えば、ストレスホルモンとして知られているのが「コルチゾール」で、体のバランスを保つのに重要な役割をします[75]。コルチゾールは、血糖値をゆるやかに上下させて安定化する大切な役割以外に、コルチゾンとして疲労箇所の炎症を鎮め、凝りやこわばり、痛みを感じるのを防ぐ役割、すなわちストレスを回復する役割があります。しかし、コルチゾールは正しい時間帯に適切な量が分泌される必要があります。コルチゾールには細胞毒性があり、過度の精神的あるいは肉体的ストレスが続くと、コルチゾールが過剰に分泌されて脳や神経細胞に悪影響を及ぼします。

　また精神的なストレスを受けた場合、アドレナリンを分泌します。脳がアドレナリンを出すのは、疲労状態で低下した機能を高めて体が活動できるように誘導しているからです。慢性化しなければ問題ないのですが、慢性的なストレスによりアドレナリンが過剰に分泌され続けると交感神経支配が続き、次第に自立神経失調状態になってしまいます。また慢性的なストレスによりアドレナリンや神経性ペプチドが分泌され続けると、アレルギーを誘発してしまいます。

●**精神的なストレスを緩和する食べ物**

　精神的なストレスを受けたときには、視神経や脳に緊張した状態が続き、それによって神経細胞に疲労が生じます。ストレスの原因を取り除き、睡眠により頭を休めて、疲労回復を促すことが最も重要であり、かつ、最善策あることは言うまでもありません。ただし、その際に疲労を改善する効果が期待されている食べ物（図7-3）を摂取することを心がければ、よりスムーズな回復に繋がると考えられます。

　例えば、疲労緩和にγ-アミノ酪酸（GABA）が期待されています[76]。グルタミン酸が、興奮性の神経伝達物質として働くのに対して、GABAは抑制性の神経伝達物質として働き、神経を落ち着かせ、ストレスをやわらげるのに重要な役割をしています。GABAは体内で十分な量がつくられているのですが、強いストレスを受けた場合、それを緩和するために大量に使われて不足し、それにより興奮性の神経伝達が優位になり、リラックスできない状態に陥ってしまいます。GABAは血液脳関門を通れないため食べても脳に到達できませんが、GABAを摂取した場合でもリラックス効果があることは実証されています。GABAは、トマトやナスなどの野菜や果物など日常摂取する食材にも多く含まれています。高齢者はGABAの量が減少しているので、これらの食材を積極的に摂取すると良いかもしれません。

　また、神経伝達物質のセロトニンは、ドーパミンやアドレナリンをコントロールして、精神的なストレスを緩和する働きがあります。セロトニンも普段は不足しませんが、強いストレスを受けた場合には多量に消費されて不足してしまいます。ω-3系列の脂肪酸はプロスタグランジンの生成を阻止し、ニューロンに作用してセロトニンの働きを助けます[77]。マウスの実験や240人の不安症状を抱える人を対象としたメタアナリシスの結果において、ω-3系列の脂肪酸に不安症状を軽減する効果が確認されました[78]。また、ビタミンDはトリプトファンをセロトニンに変える2つの酵素に働きかけて、セ

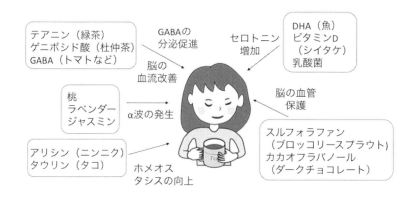

図7-3　ストレスを緩和し心を落ち着かせる食べ物と飲み物

ロトニン合成を助けます。ビタミンDは乾燥シイタケや卵、乳製品にも多く
含まれていますが、魚にはDHAとビタミンDの両方が含まれているので、
魚の摂取は一石二鳥と言えます。この他にも、脳と腸内細菌群（腸内フロー
ラ）は情報を伝えあって体の働きを調整し、ストレスを緩和することがわ
かってきました[79〜80]。セロトニンの80%が腸に存在するので、セロトニン
量を正常に保つためには、腸内フローラの善玉菌を増やすことも大切です。

　一方、脳内での抗酸化作用を促す転写調節因子「Nrf2」の低下は、神経細
胞の炎症やストレスを引き起こし、それが継続するとうつ症状が起こる要因
になります。千葉大学のグループは、抗酸化物質のスルフォラファンがNrf2
を活性化して脳の血管を保護し、ストレスを軽減する効果があることを見つ
けだしました。彼らは、体の大きいマウスを使って体の小さいマウスをいじ
めさせ、体の小さいマウスに社会的な敗北感を与えた後、スルフォラファン
の効果を調べました。その結果、体の小さいマウスの多くがうつ症状を呈し
ましたが、スルフォラファンの前駆体（グルクロラファニン）をマウスに3
週間与えた場合には、うつ状態の発症が抑制されました[81]。スルフォラファ

ンは、ブロッコリースプラウトに高濃度に含まれています。

　また、脳内の抗酸化作用で言えば、ダークチョコレート（ハイカカオチョコレート）を食べることは、ストレスを軽減するのに役立つことが報告されています[82]。ダークチョコレートにはカカオフラバノールがたくさん含まれており、その抗酸化作用が脳内のストレスを緩和します。

●心を落ち着かせる食べ物

　人間関係や悩み事などのストレッサーが原因の精神的疲労の場合、それを解決することは容易ではありません。睡眠が疲労回復に最も重要なのですが、思い悩むと不眠症に陥り、最悪の場合には、自律神経のバランスを崩して自律神経失調症になることがあります。不眠症になった場合には、睡眠導入剤に頼らざるをえませんが、寝付きが悪い程度の段階であれば、日頃からリラックス効果のある食べ物（図7-3）を夕食の時や睡眠前に摂取することが有効かもしれません。

　例えば、杜仲茶に含まれるゲニポシド酸は、副交感神経に作用して動脈の緊張を和らげ、血液の流れを良くすると同時に、血圧を下げる効果があります。杜仲茶にはカフェインがほとんど含まれていないので、寝る前にリラックスするための飲み物として適しています。また、緑茶に含まれている「テアニン」にも、リラックスさせる効果があります[83]。ヒトに対してテアニンを摂取してもらう実験では、摂取後40分程度からリラックスしていることを示すα波が検出されました。日本人はほっと一息つきたいときにお茶を飲む習慣がありますが、これはテアニンの効果と考えられます。

　臭覚の神経は海馬に接しているので、芳香成分は脳に直接刺激をあたえてコントロールするのに便利です。リラックスに対して有効なアロマが販売されており、その香りの効果は実験的にも実証されています[84]。例えば、ラベンダーの香りは、α波の出現を促進してリラックスさせる効果があります。

さらに、ジャスミンには、心を高ぶらせる酢酸ベンジルと心を穏やかにする安息香酸ベンジルが含まれており、「心のバランスをとる精油」とも呼ばれています。ルール大学の実験では、ジャスミンの香りがGABAの分泌を高める効果があり、マウスにジャスミンの香りをかがせると落ち着くという結果が得られました。「アロマセラピー」という言葉があるように、精神的なストレスの緊張緩和には、アロマも有効です。

　コーヒーの香りもα波の出現を促し、リラックスさせる効果があります。しかし、コーヒーにはカフェインが含まれているので、コーヒーを飲むと交感神経も刺激して眠気がさめてしまいます。コーヒーは寝る前に飲むのは避け、「気持ちをリセットして、さあやるぞ」というときに飲むようにしましょう。なお、レタスに含まれる「ラックコピコリン」にも沈静効果があると言われてきましたが、この効果については立証されておらず、レタスを食べてもあまり沈静効果は期待できないようです。

●ホメオスタシスを整える食べ物
　体は正常な状態から外れると、「ホメオスタシス」と呼ばれる生理的な働きにより自律神経がホルモンを出し、それを正常な状態に戻してくれます。ところが、過度の精神的なストレスにより正常な状態から外れ続けるとホメオスタシスがうまく機能せず、最悪の場合は自律神経失調状態に陥ります。そのような失調状態を回避するには、ホメオスタシスを意識した食生活を日頃から心がけることが大切です[85]。

　ホメオスタシスに効果があるかどうかを実験的に調べるのは難しく、信頼のおけるデータは少ないのですが、体のさまざまな機能に働きかける化合物にはそのような効果があると考えられます。例えば、ホメオスタシス効果が期待される化合物に「アリシン」があります。ニンニクに含まれているアリシンは多くの機能を持つ化合物で、脳の中枢神経や末梢神経、あるいは褐色

脂肪細胞に働きかけ、それらを正常に働かせることで体と心を安定させる効果が報告されています。さらに、体温、血圧など体の生理機能を一定に保つ機能も向上させます。

　また、「タウリン」にもホメオスタシスを向上する働きが期待されています[86]。タウリンは、体内の機能が働きすぎることを制御したり、機能が低下した時には改善させたりするなど、ヒトの身体が常に一定の生理作用の中で動くようにバランスをとっています。タウリンはヒトにとって重要な成分ですが体内での合成能力が低いため、食べ物からの摂取する必要があり、一日の必要摂取量の目安は500mgとされています。タウリンは魚介類やタコ、イカなどに多く含まれ、例えば、牡蠣100gあたり1000mg以上も含まれています。これに対して、肉や野菜にはほとんど含まれておらず、500mgのタウリンを摂取するには豚肉の場合、1.6kgも必要であり、野菜を食べてもタウリンは摂取できません。このように、食事でタウリンを必要量摂取することは容易ではないため、アサリ、シジミ、タコ、イカなどを積極的に食べるようにしましょう。

　肉体的な疲労や精神的なストレスは、現代社会に生きるかぎり避けて通ることはできません。強いストレス状態が慢性化すると元に戻すのは大変ですから、十分な休養、規則正しい生活、正しい食生活に日頃からしっかり気を配って、ストレスをためないことを心がけてください。

第8章 アレルギーを予防する食生活

8.1アレルギーの要因

●アレルギーのメカニズム

　2008年の調査によれば、日本人の花粉症の割合は約25％であり、その割合は増加傾向にあります。例えば、東京では1980年代に10％程度であったスギ花粉を発症する人の割合は、2017年には約50％にも及んでいます。1970年以降に生まれた人の9割がアレルギー陽性であるという報告もあり、アレルギーは、現代社会が抱える病気のひとつと言えます。この章では、アレルギーを抑制する食べ物について考えますが、その前にアレルギーのことを理解してもらうために、そのメカニズムを簡単に説明します。

　アレルギーは、身体にとって害のないものに対して、それを外敵と見なして抗体を作ってしまう病態です。アレルギー反応にはIgE抗体が深く関わっています。図8‐1のように、B細胞（抗体を作る細胞）で作られたIgE抗体はマスト細胞に結合します。マスト細胞は体外からの敵を見張る門番のような役割があり、気管支や鼻などの粘膜部分に多く存在します。そして、抗原がくるとIgE抗体は抗原と結合して信号をマスト細胞に伝え、ヒスタミンやロイコトリエンを分泌します。これらの化合物はかゆみ物質であり、血圧

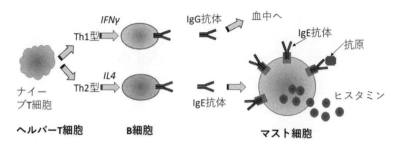

図8-1　アレルギー発症のメカニズム

降下、血管透過性亢進、平滑筋収縮を引き起こします。そのため、鼻の粘膜ではかゆみによるくしゃみが起こり、血管からしみ出した水分により粘膜を膨張させて、鼻水や鼻詰まりなどアレルギー性鼻炎の症状を引き起こします。気管支の粘膜も同様で、せきを引き起こすと同時に気管支の粘膜を膨張させて喘息の症状を引き起こします。

●アレルギー増加の要因

　B細胞が作る抗体（免疫グロブリン）には、IgG、IgM、IgE、IgA、IgDがあります。IgG抗体は外敵と戦う役割があり、IgE抗体はアレルギーの要因となる抗体です。B細胞は、ヘルパーT細胞の指令を受けてどのタイプの抗体にするかを決めます。ヘルパーT細胞は、分化する際にTh1型とTh2型に分かれ[87]、Th1型のT細胞は主にインターフェロンを分泌してB細胞にIgG抗体を作るように指示し、Th2型のT細胞は主にインターロイキン4を分泌してIgE抗体を作るように指示します。健康な人ではTh1型とTh2型がバランス良く存在しますが、アレルギー体質の人は、Th2型が優勢になっているために必要以上にIgE抗体が作られてしまい、アレルギーを発症しやすくなってしまいます（図8-1）。

　アレルギー発症者が増加した要因のひとつとして、公衆衛生が関係していると言われています。細菌のDNAはメチル化されておらず、それを外敵と判断してTh1細胞を誘導し、細菌に攻撃をしかけます。そのため、さまざまな病原菌にさらされる公衆衛生の悪い環境下では、IgG抗体を優先的に作り、ほとんどアレルギーを発症しません。実際、公衆衛生が悪いアジアの国々ではアレルギー体質の人が非常に少ないことが知られています。一方、清潔すぎる日本の環境は病原菌にさらされる機会が少なく、ヘルパーT細胞がTh2型に偏ることでIgE抗体を過剰に作り、アレルギー体質の人を増加させています。

　さらに、精神的なストレス状態では、すでに述べたようにアドレナリンやコルチゾールが分泌されます。適度のアドレナリンは、マスト細胞からのヒスタミンの放出を抑制してくれますが、慢性的にアドレナリンが分泌されるとTh1細胞の働きを抑え、Th2細胞に偏らせる働きをします。さらに、ストレスに応答して神経から放出するホルモン（神経ペプチドYなど）もTh1細胞の働きを抑え、Th2細胞を活性化してしまいます。コルチゾールはストレスに伴って分泌されるストレスホルモンですが、炎症を抑える働きがあり、結果的に外敵と戦う側の免疫力が低下します。このように精神的なストレスを受け続けると、アレルギーを発症しやすい状態になってしまいます[88]。

8.2 アレルギーを予防する食べ物

●ポリフェノールとDHA

　アレルギーの発症を抑制する食べ物について、次に説明します。アレルギーの症状は、マスト細胞や好塩基球がヒスタミンを出すことにより起こるので、それを抑制すればアレルギーの症状は軽減されるはずです。実際、抗ヒスタミン剤はアレルギーの治療に使用されています。ヒスタミンは、アミ

ノ酸のヒスチジンから作られるので、アレルギーの抑制にはヒスチジンの摂取量を減らせばよいことになります。しかし残念ながら、魚、大豆、鶏肉などにヒスチジンが多く含まれており、通常の食事をする限りその摂取量を減らすことは実質的に極めて困難です。

　一方、マスト細胞からのヒスタミン分泌を抑制することは可能です。そのような効果を有する化合物として、ポリフェノール類が期待されています（図8-2）。例えば、緑茶や烏龍茶に含まれるカテキンには、マスト細胞がヒスタミンを出しにくくする効果があり、カフェインには抗炎症効果があります[89]。特に、メチルカテキンはヒスタミン分泌を抑制する効果に優れており、緑茶用の品種の「べにふうき」に多く含まれていることが見いだされています[90]。実験でも、べにふうきを毎日マウスに飲ませた場合、ヒスタミンの放出を抑制しており、抗炎症効果が優れていました。さらに、花粉症の人に対して、緑茶よりもべにふうきの方がくしゃみや鼻詰まりなどに対する軽減効果が高いということもわかっています。

　一方、中国の広西地方のお茶の「甜茶」にも甜茶ポリフェノール（GODポリフェノール）が含まれています。GODポリフェノールは抗炎症作用と抗ヒスタミン作用が有り、花粉症や喘息の予防にも効果があることがわかっています[91]。これに対して、コーヒーやココアはヒスタミンを多く含んでお

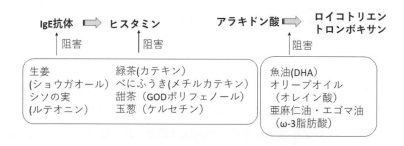

図8-2　アレルギーの発症を抑制する食べ物

り、ヒスタミンの分泌を増加する可能性があるため、アレルギー抑制には好ましくありません。アレルギー体質の人は、普段からお茶を摂取するように心がけるのがよいでしょう。

　その他にも抗ヒスタミン作用が知られているものがあります。例えば、生姜に含まれるショウガオールには、ヒスタミンを抑える効果やアレルギーのもとになるIgE抗体の産生を抑える効果があり、花粉症の悪化を防ぎます。さらに、玉ねぎに含まれるケルセチンには高いヒスタミン抑制作用があります。さらに、ルテオニン[92]を含むシソの実エキスにも強いヒスタミン抑制効果があります。シソの実エキスはサプリメントとして入手できます。

　一方、ロイコトリエン、トロンボキサン、プロスタグランジンには、ヒスタミンと同様の作用や炎症作用があります。これらのアレルギー誘発化合物は$\omega-6$系列のアラキドン酸から合成されますが、$\omega-3$系列のDHAにはその合成を阻害する効果があります。したがって、肉を控えて魚を中心の食事にすることは、アレルギー予防に適した食べ方です。同様に$\omega-3/\omega-6$比の高い油にもアレルギー抑制効果があります[93]。例えば、亜麻仁油やしそ油（エゴマ油）には、$\omega-3$系の脂肪酸である$\alpha-$リノレン酸が60％も含まれており、アレルギー抑制効果があります[94]。実験でも亜麻仁油を摂取した群は摂取しない群に比べて、ロイコトリエン、トロンボキサン、プロスタグランジンの合成が抑制されました。

　また、オリーブの実から絞ったエクストラバージンオイルには、アレルギーの抑制効果がある抗酸化物質が含まれており、オリーブオイルの主成分のオレイン酸（$\omega-9$系列）にも、ロイコトリエン、トロンボキサン、プロスタグランジンの合成を抑制する効果があります。

●腸内環境の改善がもたらすアレルギー予防

　腸は外界の異物が最も体内に入り込みやすい場所であるため、多くのIgA抗体や未分化のT細胞を配置して異物が入らないように見張っています。腸には1000種類以上の腸内細菌群（腸内フローラ）が存在し、未分化のT細胞やIgAと連動することでアレルギーの発症に影響を及ぼすことが近年わかってきました（図8-3）[95～96]。

　腸内フローラの中の悪玉菌の増加は、アレルギーを悪化させます。例えば、抗生物質を長期的に服用すると、腸内の抗生物質に感受性の細菌が減少してカンジダ菌などの割合が増えてしまい、結果として、プロスタグランジンE2が増えて喘息を悪化させてしまいます。イギリスの乳幼児を対象に行なった研究では、2歳までに抗生物質を服用していると喘息の発症率が高くなるという結果が得られました。また、腸内フローラは脳の情報伝達に影響を与えており、ストレスを受けると腸内フローラが変化して脳に信号を与え、アレルギーに悪影響を及ぼします[97]。

　一方、善玉菌を増やすことはアレルギーの改善につながります。例えば、17種類のクロストリジウム菌が腸内に一緒にいると制御性T細胞（Tレグ）を積極的に生み出すことがわかっています[97]。Tレグの増加はT細胞のTh1

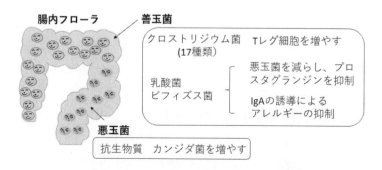

図8-3　アレルギー体質を改善する腸内細菌

細胞とTh2細胞のバランスを修正し、アレルギー体質を改善します。また、乳酸菌やビフィズス菌のような善玉菌を増やすことも、アレルギーの抑制に効果があります。生まれた直後の新生児の腸内では悪玉菌が増えますが、母乳を与えると、母乳に含まれるオリゴ糖などの成分によりビフィズス菌などの善玉菌を増やすことができます。さらに、出産前のお母さんが日ごろから乳酸菌やビフィズス菌を飲むことは、生まれてくる赤ちゃんの腸内フローラの改善にもつながり、出産予定前からLGG乳酸菌を摂取した場合、アトピー発症率が低下します[98]。この他にも、KW3110などの抗アレルギー効果の優れた乳酸菌も見つかってきました[99]。

　このように、アレルギーの人は、乳酸菌やビフィズス菌の入ったヨーグルトを日常的に食べることも良いと思います。ただし、牛乳アレルギーの人はアレルギーを悪化させるので、ヨーグルトではなく乳酸菌やビフィズス菌を直接飲むようにしましょう。

●アトピー性皮膚炎の抑制

　アトピー性皮膚炎は、表皮のバリア機能に何らかの異常が生じてしまい、アレルギー性の炎症を引き起こすことにより生じます。抗原が表皮を突破し、真皮のマスト細胞や好塩基球のIgE抗体に結合し、蕁麻疹と同じ反応を最初は引き起こします。その状態が続くとマスト細胞が炎症性サイトカインを分泌して炎症を引き起こすと同時に、表皮の見張り役のランゲルハンス細胞がマクロファージやT細胞を引き寄せて、湿疹の反応を生じます。この湿疹の反応により、表皮のバリア機能の破壊が進み、炎症細胞が表皮部分にまで浸潤してしまい、表皮の組成が変化して水分を保持しにくい組成になり、乾燥しやすい皮膚になります。

　アトピー性皮膚炎の場合もIgE抗体による湿疹の反応なので、今まで述べてきたアレルギーを抑制する食べ物は、アトピー性皮膚炎に対してもある程

度の効果を期待できます。例えば、ω‐3系列の不飽和脂肪酸の代謝産物「レゾルビンE1」は、皮膚の樹上細胞の機能を抑制して、皮膚のアレルギー反応を抑制する効果が見いだされています。また、L‐92乳酸菌を摂取することにより、乳幼児アトピー性皮膚炎の症状が緩和します。

　一方、表皮のバリア機能の低下により、抗原が表皮を通過してしまうのがアトピー性皮膚炎であり、表皮の保湿力とバリア機能を高めることがアトピー性皮膚炎の改善には重要です。肌の保湿を保つ重要な成分として、表皮に存在するナチュラルモイスチャーファクター（NMF）がよく知られています。

　NMFはフィラグリンが分解されて、アミノ酸になることでつくられますが、アトピー性皮膚炎の人の多くは、フィラグリンが少なくなっているために保湿がうまくできていません。フィラグリンを増やす食べ物がアトピー性皮膚炎の症状を緩和すると思われますが、残念ながら適切な食べ物は見つかっていません。今後の研究に期待したいと思います。

第9章　理想的な食生活のデザイン

●理想的な食事法をデザインするための食材

　第4章〜第8章で、健康に良い食べ物について述べてきましたが、最後に
それらのまとめを行います。

　すでに紹介してきた有効成分とその食材を図9−1にまとめました。緑茶
のカテキンや大豆のイソフラボンにはさまざまな効果があることをすでに述
べましたが、その他の成分もいろいろな薬効を有しています。例えば、ゴマ
の有効成分である「セサミン」は、抗酸化作用だけでなく、お酒による肝臓
障害を防ぐ効果やコレステロールや血圧を下げる効果、乳がんを防ぐ効果な
ど多岐に渡る効果が実証されています。中国では「服すれば老いず」という
言い伝えがゴマにはあり、不老長寿の薬として昔から使われてきました。

　また、図9−1に掲載できていない有効成分もあります。例えば、ソバの
有効成分であるルチンは、毛細血管を強化し、血行を改善して血液をさらさ
らにする効果や、がんの血管新生を阻害する効果、抗がん作用、血管を保護
する効果などがあります。ルチンはケルセチンに分解されるので本来はケル
セチンと同等の効果ですが、高濃度での毒性はルチンの方が低いため多量に
摂取するにはケルセチンよりも、こちらの方が優れています（特に韃靼そば
には普通のそばの100倍近いルチンが含まれていますが、韃靼そばは、ケル

魚介類
魚（DHA、イミダゾールペプチド） タコ、アサリ、（タウリン）

野菜類
玉葱（ケルセチン・DPTS） 大豆（イソフラボン・ポリアミン・カルシウム） にんにく（アリシン） キャベツ（イソチアネート） キャベツ、ナス（ニコチアナミン） トマト（リコピン、GAVA） 人参（β-カロテン） 生姜（ショーガオール）

海藻類・きのこ類
こんにゃく（グルコマンナン） ワカメ（アルギン酸） もずく（フコイダン） きのこ（1,3-β-グルカン）

香辛料類
ウコン（クルクミン） 唐辛子（カプサイシン） 和辛子、わさび、山椒（アリルイソチアネート） シナモン（シンナムアルデヒド） 胡麻（セサミン）

果物
グレープフルーツ、レモン（クエン酸） ぶどう（アントシアニン・レスベラトロール）

その他
緑茶（カテキン） チョコレート（カテキン） そば粉（ルチン） オリーブオイル（オレイン酸）

図9-1　健康に良い食材とその有効成分

セチンへの分解活性も高く、苦みが強いという欠点があります）。

　さらに、ビタミンとミネラルについてまったく述べてきていませんが、炭水化物、タンパク質、脂肪、ビタミン、ミネラルを5大栄養素と言い、体を維持するためには欠かすことができない非常に重要な栄養素です。ビタミンやミネラルは体の中で補酵素（酵素を助ける働き）の役割をしたり、調節機能を助けるなど多彩な働きをしているにもかかわらず、体内でほとんど合成できないので、ビタミンとミネラルを果物から摂取する必要があります。要するに、理想的な食事法には、図9-1に示すような食材を含めて、多くの食材をバランス良く食べることが大切です。

●理想的な食事法の基本

　理想的な食事法のレシピを考える前に、その基本的なコンセプトについて
考えてみましょう。図9－1に示す食材は、欧米化する以前の和食（これを
「伝統的な和食」と呼ぶことにします）でも食べられてきました。もしこれ
らの食材を食べることが本当に理想的なのであれば、食が欧米化する以前の
日本食を食べていた人の方が長生きであっても良いはずです。しかし、実際
には、もちろん医学の進歩の恩恵も大きいのですが、食の欧米化により平均
寿命は現在の方が長くなっています。伝統的な和食には、①塩分が多い、②
動物性タンパク質が少ない、③乳製品が少ない、④果物が少ないという欠点
がありますが、食の欧米化に伴って、動物性タンパク質、乳製品、果物が日
常的に食べられるようになったことが寿命がのびた理由として考えられま
す。

　一方、長寿の地域ではどのような食文化だったのでしょうか。沖縄はセン
テナリアン（百歳を超えて元気に過ごしている百寿者）がたくさんいる長寿
県であり、沖縄の食文化を参考にするのが良いでしょう。沖縄の特徴的な食
材や伝統的な食生活を表9－1に示します。沖縄は琉球王国の歴史があり、
独自の食文化を生み出してきました。特徴として、①ラフテーやテビチなど
の料理に代表される動物性タンパク質である豚を食べる文化が古くからあっ
たこと、②ゴーヤチャンプル、紫芋を使ったアンダーキーなど抗酸化物質を
日常的に十分な量を摂取していること、③パイナップル、マンゴー、グアバ、
ドラゴンフルーツなど果実の種類も豊富で、日常的にバランス良くフルーツ
を摂取していること、④島のまわりの新鮮で豊富な魚を食べ、ココナッツを
飲むことにより、DHAを日常的に摂取していること、⑤もずくや海ぶどう
などの海藻類を摂取していること、⑥島唐辛子により塩分摂取量が少ないこ
となどが挙げられます。つまり沖縄は、琉球王国の文化と南国の気候により
得られる豊富な食材や果物などがうまく融合し、伝統的な和食の欠点を補っ

表9-1　伝統的な沖縄の食事法の特徴

沖縄の特徴的な食材	伝統的な料理	摂取する栄養素
豚	テビチ・ラフテー	動物性タンパク質の摂取
大豆・ゴーヤ 紫いも・ゴーヤ	ゴーヤチャンプル ウムクジアンダキー	抗酸化物質の日常的な摂取
魚介類・ココナッツ		DHAや中鎖脂肪酸の摂取
海ぶどう・もずく	もずくのてんぷら	海藻類の摂取
唐辛子	島唐辛子	減塩
パイナップル・マンゴー ドラゴンフルーツ・ グアバ・シークワーサー		ビタミンとミネラルも摂取

た食事法を行ってきました。そのことが、世界一の長寿地域を生み出したと考えられます。

　これらのことを考慮すると、日本食をベースにして、洋食や中華料理などをうまく組合わせた料理が、最も理想的な食事法であると考えられます。マインドダイエットや地中海食も参考にしつつ、図9-1の食材を中心に組み立てれば日本人に適した理想的な食事法が作れるはずです。

●理想的な食事法のレシピを考えよう

　ここまでのことをふまえて、理想的な食事法のレシピについて考えてみましょう、その概要を図9-2に示します。

　まず理想的なフードの献立を考える上で最も大切なことは、すでに述べたように、多くの食材をバランス良く使うことです。「○○によいレシピ本」というタイトルの雑誌をよく見ますが、そのほとんどは有効成分を含む食材を使ったアイデア料理です。しかし、食品に含まれる有効成分が効能を発揮

1週間分の献立を考える

月	火	水	木	金	土	日

朝食 ➡ ヨーグルト・果実を摂取する

昼食 ➡ 炭水化物を少なめにする

夕食 ➡ 副菜を作る
（主菜＋小鉢を2品程度）

・肉（牛肉・豚肉・鳥肉）と魚を
　日替わりにする
・大豆を毎日摂取する
・1週間の栄養素のバランスを
　チェックする。
・緑茶を飲む

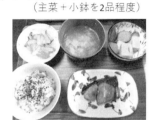

図9-2　理想的なダイエットのアウトライン

するためには、継続的に摂取する必要があり、○○によいレシピの料理を数回作って食べても、何の意味もない上に長続きもしません。特別なレシピを考えるよりも、日常的に食べている献立をうまく組み合わせて、「有効成分を毎日バランス良く摂取できる献立」にする必要があります。そのためには、1食ごとの献立を考えるのではなく、1週間分の献立表を作成し、1週間単位で食材のバランスをチェックするのが良いでしょう。

　次に大切なことは、大枠のバランスを取ることです。第4章〜第8章で、魚に含まれるDHAの重要性を述べてきました。DHAは生活習慣病、がん、アレルギー、認知症など多岐にわたり優れた効果があります。マインドダイエットでは魚が週に1回以上となっていますが、日本の場合は魚が豊富であり、それを食べる習慣が根付いているので、魚と肉の割合を半分ずつで良いと思います。高齢者、あるいは生活習慣病やアレルギーの症状がある人は、魚の割合をもっと増やしてもかまいません。

　さらに、洋食ではとんかつ、豚肉の生姜焼き、焼き魚、オムレツ、コロッ

ケなどメインの料理を大きなお皿で1品作り、それに刻み野菜を添えて食べ
る場合が多いと思います。しかし、このような方法ではバランスよく食材を
使うことは難しく、さまざまな食材の栄養素をうまく摂取できません。調理
をする時間のある夕食や朝食では、メイン料理の量を少なめにして、炒め物
や和え物、あるいは煮物の小鉢を2つ程度必ず作って添えるのがよいと思い
ます。そうすれば、多彩な栄養素をまんべんなく摂取できるはずです。

　また、活性酸素が最も病気に関係しているので、抗酸化物質を毎日摂取す
る必要があります。地中海式ダイエットやマインドダイエットでは、豆類を
ほぼ毎日食べるように指摘していますが、日本は大豆を豆のベースにしてい
るので、納豆、味噌汁、豆腐などをうまく組合わせて毎日食べるのがよいと
思います。さらに、抗酸化物質としてカテキンはさまざまな効果も持ってい
るので、飲み物は緑茶を飲むようにしましょう。

　一方、腸内フローラの研究が進み、腸内フローラが健康を支えていること

ご飯類

・五目ごはん
　（鳥肉、干し椎茸、ごぼう、薄揚げ、人参）
・山菜おこわ
　（おこわ、薄揚げ、鳥肉、山菜）
・きのこやの炊き込み
　（なめたけとツナ缶、しいたけと鳥肉）

お吸い物

・味噌汁・おすまし
　（大根、わかめ、貝、玉葱、きのこなど）
・豚汁
　（大根、にんじん、しいたけ、豚肉、
　サツマイモ）
・粕汁
　（酒粕、大根、人参、しいたけ、ごぼう、
　うすあげ、さけのあら）

主菜（豚肉・鳥肉）

・青椒肉絲
　（ポーマン、牛肉、タケノコ）
・餃子
　（豚肉、キャベツ、白菜、韮、にんにく、
　干し椎茸、白ネギ）
・マーボ豆腐
　（豚ミンチ、豆腐、にんにく,生姜）
・肉巻き
　（豚肉、いんげん、人参、えのき）

・筑前煮
　（鳥肉、ごぼう、レンコン、里芋、
こんにゃく、干し椎茸）
・棒々鶏
　（鳥肉、ごまだれ、キュウリ、
トマト、しょうが）

図9-3　ご飯類、お吸い物、主菜のレパートリーの例

も述べました。ヨーグルトも毎朝摂取できればもっと良いと思います。果物が少ないのが伝統的な日本食の欠点ですが、それは現在の日本食においても言えるようで、果物を使った料理は少ないと思います。地中海食やマインドダイエットでも果物の重要性が指摘されており、デザートという形でもよいので、果物をうまく摂取する工夫も必要です。

　では、具体的にはどのようなレシピ料理を作ればよいのでしょうか。健康に良い食事を作ろうとする場合、和食（中華料理を含む）をベースにするのがベストです。なぜなら、和食には、非常に沢山の料理が存在するので、野菜を含めた食材をバランス良く摂取することが可能だからです。例えば、図9-3のように、ご飯は、山菜おこわなどいろいろなものと炊き込むことができます。さらに、お吸い物は、お味噌汁により大豆を常に摂取できる上に、具材としてなんでも入れることが可能です。さらに、おすまし、豚汁、粕汁

煮物

- 高野煮
  （高野豆腐、人参、オクラ）
- トマト煮
  （トマト缶、豚肉、玉葱、人参、
  大豆、キャベツ）
- ひじき煮
  （ひじき、人参、うすあげ）
- きも煮
  （鳥きも、生姜、白ネギ）
- カボチャ二煮
  （カボチャ、きざみこんぶ）
- なすのあげ浸し
  （なす、かつおぶし、しょうが）
- サツマ芋のレモン煮
  （さつま芋、レモン）
- 寄せ煮
  （がんもどき、人参、なす、大根）
- 肉じゃが
  （肉、玉葱、人参、ジャガイモ、
  糸こん）

和え物

- ブロッコリー和え
  （ブロッコリー、人参、きゅうり）
- 切り干しサラダ
  （切り干し大根、人参、ツナ缶）
- キャベツ和え
  （キャベツ、人参、ちくわ）
- 冬瓜の冷やし鉢
  （冬瓜、むきえび、枝豆）酢の物
  （わかめ、たこ、キュウリ）
- いんげん和え
  （いんげん,黒ごま、人参）

炒め物

- 炒り豆腐
  （とうふ、人参、いんげん,干し椎茸）
- きんぴら
  （ごぼう、人参、白ごま）
- うの花
  （おから、干し椎茸、人参、こんにゃく
  いんげん）

図9-4　副菜のレパートリーの例

などのレパートリーも存在します。また、日本人は主菜でも和食、洋食だけでなく中華料理も食べるので、うまく選択すれば多くの食材を摂取することができます。

　さらに、副菜の例を図9-4に示しました。洋風のサラダの場合、野菜そのものを混ぜてドレッシングをかけるだけなのに対して、和食の副菜は調理を施しており、栄養素を体内に取り込む上でも優れています。さらに、和食の副菜は料理も無数にあるので、1週間での栄養のバランスを取るのに好都合です。身近な食材と料理をうまく使いこなせば、健康で若々しさを保てるはずです。料理ができない人も頑張って、1週間のレシピを考え、料理を毎日作る習慣を身につけてください。

●スーパーフードと特定保険用食品

　スーパーフードが、最近注目されるようになってきました[100]。スーパーフードとは、スティーブン・ブラッドによれば、「健康に良い栄養分を豊富に含み、多くは低カロリーの食品」であり、抗酸化作用の強いもの、老化や生活習慣病の予防に良いもの、がんのリスクを遠ざけるものを意味します。一方、デイヴィッド・ウォルフは、「病気の予防に有効な成分のある含量がとびぬけて高いものや、ごく少量を食べるだけで栄養や健康成分を効率的にとれるもの」をスーパーフードと定義しており、日本ではウォルフの定義を採用するケースが多いようです。

　代表的なスーパーフードとそれに含まれる成分を表9-2に示します。これらスーパーフードを食べることが健康によいという考え方が日本では浸透しつつあり、アサイ、カムカム、チアシードなどを利用した創作料理がお店でも人気を集めています。しかし、すべての機能性成分を含むスーパーフードがあるわけではなく、スーパーフードを使った料理を毎日食べることは、栄養素のバランスを失う原因やアレルギーの原因になる可能性もあるので、

表9-2　代表的なスーパーフード

スーパーフード	有効成分（特に高濃度に含有するもの）
アサイ	アントシアニン
黒ニンニク	S－アリル－L－システイン
ブロッコリー	スルフォラファン
カカオパウダー	カカオポリフェノール
カムカム	ビタミンC
チアシード	グルコマンナン
クコの実	β－カロチン
ヘンプ	α－リノレン酸
マカ	ミネラル（鉄・カルシウム）
マンゴスチン	キサントン
ココナッツオイル	中鎖脂肪酸
スピルリナ	さまざまな栄養素

正しい食べ方とは言えません。スーパーフードは不足しがちな栄養素を摂取するための手助けとして、時々食べるのが良いでしょう。

　スーパーフードという欧米の考え方に対して、日本では、食品に特定の機能を有する成分を添加してその機能を高めたもの、すなわち、「機能性食品」が開発され、むしろ機能性食品の方を好んで用いてきました。今では多くの特定保険用食品がスーパーに並んでいます。特定保険用食品とは、生理学的機能などに影響を与える保健機能成分を含む食品で、消費者庁長官の許可を得て特定の保健の用途に適する旨を表示できる食品です。血糖・血圧・血中のコレステロールなどを正常に保つことを助ける」「おなかの調子を整える」「骨の健康に役立つ」などの保健機能の表示が許可されています。

　機能性食品には頼らず、普通の食材で献立を作るのが理想ですが、料理が苦手で作れない場合や、共働きや大学生の下宿暮らしなどにより毎日バランスのとれた食生活ができない場合も多いと思います。タウリン、GABA、DHAなどを食べ物から摂取するのが難しい場合、機能性食品やサプリメン

トの助けを借りて摂取することは良いことだと思います。

●最後に

　日本には「医食同源」という言葉があります。この言葉は、中国の「薬食同源」に基づく言葉で、病気を治療するのも日常の食事をするのも、ともに生命を養い健康を保つためには欠くことができないものであり、源は同じだという考えです。現代社会においては、優れた医薬が生み出されており、医薬は病気の治療に欠かせません。しかし、病気を予防するためには、食事が非常に重要な役割を担っていることは今でも変わりません。本書がみなさんの健康の手助けになれば幸いです。

参 考 文 献

1 ）大坪孝之, 池田富喜. ウメ種子に含まれる青酸配糖体の消長. 園学雑. 1994; 62:695-700.

2 ）Lqueur GL, Spats M. Toxicology of cycasin, Cancer Res. 1968; 28: 2262-2267.

3 ）山田靜之他. ワラビ発癌物質―化学研究とDNA修飾― 蛋白質・核酸・酵素. 1998; 43; 752-761.

4 ）東京都福祉保健局「間違えやすい有毒植物」

5 ）橋本貴美子. きのこ毒について モダンメディア. 2018; 64: 6-13.

6 ）荒川修. フグの毒テトロドトキシン―保有生物やフグ食分化との興味深い関わり合い ― 化学と教育. 2017; 65; 224-227.

7 ）安元健・村田道雄. さんご礁性魚類による食中毒シガテラの原因毒の解明. 化学と生物. 1991; 29: 379-387.

8 ）市川他. 図解 食品衛生学. 講談社 ISBN4-06-139779-6

9 ）ひろたみを. 環境ホルモンという名の悪魔. 廣済動出版 ISBN4-331-50628-2

10）青山貞一「ダイオキシン汚染」迫りくる健康への脅威. 法研 ISBN4-87954-218-0

11）日本農芸化学会編. 遺伝子組換え食品―新しい食材の化学―. 学会出版センター ISBN4-7622-2950-4.

12）大島正弘他. わが国における遺伝子組換え作物開発の現状と今後の課題. Tokugikon, 2010; 29: 7-19.

13）Friedmann DP et al. Cellulite: a review with a focus on subcision. Clin Cosmet Investig Dermatol. 2017; 10:17-23.

14）Smith U, Kahn BB. Adipose tissue regulates insulin sensitivity: role of adipogenesis, de novo lipogenesis and novel lipids. J Intern Med. 2016; 280: 465-475.

15）Gupta A et al. Metabolic syndrome: what are the risks for humans? Biosci Trends. 2010; 4: 204-2012.

16）新井洋由. 血しょうリポたんぱく質の構造と性質 油化学. 1991; 40: 86-96.

17）Donsmark M et al. Regulation and role of hormone-sensitive lipase in rat skeletal muscle. Proc Nutr Soc. 2004; 63: 309-314.

18）Vieira AF et al. Effects of aerobic exercise performed in fasted v. fed state on fat and carbohydrate metabolism in adults: a systematic review and meta-analysis. Br J Nutr. 2016; 116: 1153-1164.

19) Marlatt KL, Ravussin E. Brown adipose tissue: an update on recent findings. Curr Obes Rep. 2017; 6: 389-396.

20) Imamura F et al. Effects of saturated fat, polyunsaturated fat, monounsaturated fat, and carbohydrate on glucose-insulin homeostasis: A systematic review and meta-analysis of randomised controlled feeding trials. PLoS Med. 2016; 13: e1002087

21) Martínez-Fernnádez L. Omega-3 fatty acids and adipose tissue function in obesity and metabolic syndrome. Prostaglandins Other Lipid Mediat. 2015; 121: 24-41.

22) 村田卓士他. ヒトにおける卵殻カルシウム添加チョコレートの脂肪吸収抑制効果に関する検討. 日本栄養・食料学会誌. 1998; 51: 165-171.

23) Shimizu M et al. Quercetin represses apolipoprotein B expression by inhibiting the transcriptional activity of C/EBPβ. PLoS One. 2015; 10: e0121784.

24) Seeram NP et al. Catechin and caffeine content of green tea dietary supplements and correlation with antioxidant capacity. J Agric Food Chem. 2006; 54: 1599-603.

25) 池上幸江. 食物繊維と消化・吸収機能. 栄養学雑誌. 1993; 51: 251-258.

26) Yoshioka M et al. Effects of red pepper added to high-fat and high-carbohydrate meals on energy metabolism and substrate utilization in Japanese women. Br J Nutr. 1998; 80: 503-510.

27) Pooyandjoo M et al. The effect of (L-)carnitine on weight loss in adults: a systematic review and meta-analysis of randomized controlled trials. Obes Rev. 2016; 17: 970-976.

28) Asghari G et al. Dietary approaches to stop hypertension (DASH) dietary pattern Is associated with reduced incidence of metabolic syndrome in children and adolescents. J Pediatr. 2016; 174: 178-184.

29) Veglia F et al. Data on the association between a simplified Mediterranean diet score and the incidence of combined, cardio and cerebro vascular events. Data Brief. 2019; 23: 103789.

30) Jacob L et al. Impact of tobacco smoking on the risk of developing 25 different cancers in the UK: a retrospective study of 422,010 patients followed for up to 30 years. Oncotarget. 2018; 9: 17420-17429

31) 小原章裕他. 調理中に生成される変異原性について. 日本調理学会誌. 2010; 43: 333-340.

32) Yang Y et al. Reactive oxygen species in cancer biology and anticancer therapy. Curr Med Chem 2013; 20: 3677-3692.

33）Yang CS, Wang H. Cancer preventive activities of tea catechins. Molecules. 2016; 21: 1679.

34）Sarkar FH, Li Y. Soy isoflavones and cancer prevention. Cancer Invest. 2003; 21: 744-57.

35）Puccinelli MT, Stan SD. Dietary bioactive diallyl trisulfide in cancer prevention and treatment. Int J Mol Sci. 2017; 18: 1645.

36）Sávio AL et al. Inhibition of bladder cancer cell proliferation by allyl isothiocyanate (mustard essential oil). Mutat Res. 2015; 771: 29-35.

37）Bayat Mokhtari R et al. The role of sulforaphane in cancer chemoprevention and health benefits: a mini-review. J Cell Commun Signal. 2018; 12: 91-101.

38）Atashrazm F et al. Fucoidan and cancer: a multifunctional molecule with anti-tumor potential. Mar Drugs. 2015; 13: 2327-2346.

39）Yoon TJ et al. The effects of β-glucans on cancer metastasis. Anticancer Agents Med Chem. 2013; 13: 699-708

40）Newell M et al. A critical review on the effect of docosahexaenoic acid (DHA) on cancer cell cycle progression. Int J Mol Sci. 2017; 18: 1784.

41）大澤俊彦. がん予防と食品—デザイナーフーズからファンクショナルフーズへ—. 日本食生活学会誌. 2009; 20: 11-16.

42）Schwingshackl L et al. Adherence to Mediterranean diet and risk of cancer: An updated systematic review and meta-analysis. nutrients. 2017; 9: 1063.

43）Vergati M et al. Ketogenic diet and other dietary intervention strategies in the treatment of cancer. Curr Med Chem. 2017; 24: 1170-1185.

44）Guillaumet-Adkins A et al. Epigenetics and oxidative stress in aging. Oxid Med Cell Longev. 2017; 9175806.

45）Grabowska W et al. Sirtuins, a promising target in slowing down the ageing process. Biogerontology. 2017; 18: 447-476.

46）Mattison JA et al. Impact of caloric restriction on health and survival in rhesus monkeys from the NIA study. Nature. 2012; 489: 318-321.

47）Islam MS et al. Effect of the resveratrol rice DJ526 on longevity. Nutrients. 2019; 11: 1804.

48）Soda K. Biological effects of polyamines on the prevention of aging-associated diseases and on lifespan extension. Food Science and Technology Research. 2015; 21: 145-157.

49) Conese M et al. The fountain of youth: a tale of parabiosis, stem cells, and rejuvenation. Open Med (Wars). 2017; 12: 376-383.

50) Jaskelioff M et al. Telomerase reactivation reverses tissue degeneration in aged telomerase-deficient mice. Nature. 2011; 469: 102-6.

51) Ornish D et al. Effect of comprehensive lifestyle changes on telomerase activity and telomere length in men with biopsy-proven low-risk prostate cancer: 5-year follow-up of a descriptive pilot study. Lancet Oncol. 2013; 14: 1112-1120.

52) Adlard PA et al. A review of β-amyloid neuroimaging in Alzheimer's disease. Front Neurosci. 2014; 8: 327.

53) Robert A. Marr RA, Hafez DM. Amyloid-beta and Alzheimer's disease: the role of neprilysin-2 in amyloid-beta clearance. Front Aging Neurosci. 2014; 6: 187.

54) Vanderheyden WM et al. Alzheimer's disease and sleep-wake disturbances: Amyloid, astrocytes, and animal models. J Neurosci. 2018; 38: 2901-2910.

55) Erickson KI et al. Exercise training increases size of hippocampus and improves memory. Proc Natl Acad Sci U S A. 2011; 108: 3017-3022.

56) Lourenco MV et al. Exercise-linked FNDC5/irisin rescues synaptic plasticity and memory defects in Alzheimer's models. Nat Med. 2019; 25: 165-175.

57) Eriksson PS et al. Neurogenesis in the adult human hippocampus. Nat Med. 1998; 4: 1313-7.

58) Söderberg M et al. Fatty acid composition of brain phospholipids in aging and in Alzheimer's disease. Lipids. 1991; 26: 421-5.

59) Ciappolino V et al. The role of docosahexaenoic acid (DHA) on cognitive functions in psychiatric disorders. Nutrients. 2019; 11: 769.

60) Ngabirano L et al. Intake of meat, fish, fruits, and vegetables and long-term risk of dementia and Alzheimer's disease. J Alzheimers Dis. 2019; 68: 711-722.

61) Rigacci S. Olive oil phenols as promising multi-targeting agents against Alzheimer's disease. Adv Exp Med Biol. 2015; 863: 1-20.

62) Ng TP et al. Curry consumption and cognitive function in the elderly. Am J Epidemiol. 2006; 164: 898-906.

63）Nishimura H et al. Antioxidative activity and ameliorative effects of memory impairment of sulfur-containing compounds in Allium species. BioFactors. 2006; 26: 135-46.

64）Hanh M et al. Cinnamaldehyde improves lifespan and healthspan in Drosophila melanogaster models for Alzheimer's disease. BioMed Research International. 2018; 3570830.

65）Gomes BAQ et al. Neuroprotective mechanisms of resveratrol in Alzheimer's disease: Role of SIRT1. Oxid Med Cell Longev. 2018; 8152373.

66）Morris MC et al. MIND diet associated with reduced incidence of Alzheimer's disease. Alzheimers Dement. 2015; 11: 1007-1014.

67）Tesch GH. Review: Serum and urine biomarkers of kidney disease: A pathophysiological perspective. Nephrology (Carlton). 2010; 15: 609-616.

68）Kurajoh M. et al. Yogurt containing Lactobacillus gasseri PA-3 alleviates increases in serum uric acid concentration induced by purine ingestion: a randomized, double-blind, placebo-controlled study. Gout and nucleic acid metabolism. 2018; 41: 31-40.

69）Nishioka K et al. Influence of moderate drinking on purine and carbohydrate metabolism. Alcohol Clin Exp Res. 2002; 26: 20-25.

70）Saito J et al. The alkalizer citrate reduces serum uric acid levels and improves renal function in hyperuricemic patients treated with the xanthine oxidase inhibitor allopurinol. Endocr Res. 2010; 35: 145-154.

71）Zembron-Lacny A et al. Assessment of the antioxidant effectiveness of a-lipoic acid in healthy men exposed to muscle-damaging exercise. J Phy Pharmacol 2009; 60: 139-143.

72）西谷真人他. 新規抗疲労成分：イミダゾールジペプチド 日本補完代替医療学会誌. 2009; 6: 123-129.

73）畑中寛. 鯨肉に含まれるバレニンについて. 鯨研通信. 2006; 429.

74）Axelrod J, Reisine TD. Stress hormones: their interaction and regulation. Science. 1984; 224: 452-459.

75）井澤修平他. 唾液中コルチゾールによるストレス評価と唾液採取手順. 労働安全衛生研究. 2010; 3: 119-124.

76）藤林真美他. GABA経口投与による自律神経活動の活性化. 日本栄養・食糧学会誌.

2008; 61: 129-133.

77）浜崎景他. ω3多価不飽和脂肪酸と気分障害. 静脈軽系腸栄養. 2013; 28: 61-65.

78）Su KP et al. Association of use of omega-3 polyunsaturated fatty acids with changes in severity of anxiety symptoms: a systematic review and meta-analysis. JAMA Netw Open. 2018; 1: e182327.

79）須藤信行. ストレスと腸内フローラ. 腸内細菌学会誌. 2005; 19: 25-29.

80）Selhub EM et al. Fermented foods, microbiota, and mental health: ancient practice meets nutritional psychiatry. J Physiol Anthropol. 2014; 33: 2.

81）Yao W et al. Role of Keap1-Nrf2 signaling in depression and dietary intake of glucoraphanin confers stress resilience in mice. Sci Rep. 2016; 6: 30659.

82）Wirtz PH et al. Dark chocolate intake buffers stress reactivity in humans. J Am Coll Cardiol. 2014; 63: 2297-9.

83）Dramard V et al. Effect of l-theanine tablets in reducing stress-related emotional signs in cats: an open-label field study. Ir Vet J. 2018; 71: 21.

84）Gulluni N et al. Cannabis essential oil: a preliminary study for the evaluation of the brain effects. Evidence-Based Complementary and Alternative Medicine 2018; 1709182.

85）Chovatiya R, Medzhitov R. Stress, inflammation, and defense of homeostasis. Mol Cell. 2014; 54: 281-288.

86）Foos TM, Wu J-Y. The role of taurine in the central nervous system and the modulation of intracellular calcium homeostasis. Neurochemical Research 2002; 27: 21-26.

87）Maggi E. The TH1/TH2 paradigm in allergy. Immunotechnology. 1998; 3: 233-44.

88）Montoro J. Stress and allergy. J Investig Allergol Clin Immunol. 2009; 19: 40-47.

89）Yoshinori Fujimura Y. et al. A tea catechin suppresses the expression of the high-affinity IgE receptor FcεRI in human basophilic KU812 cells. J. Agric. Food Chem. 2001; 49: 2527-2531.

90）山本万里. 茶葉中メチル化カテキンの抗アレルギー作用. 生物物理化学. 2009; 53: 37-40.

91）鵜飼幸太郎他. 通年性鼻アレルギーに対する甜茶エキスキャンディーの臨床的検討. 耳展. 1995; 38: 123-135.

92）オリザ油化株式会社. シソの実エキス（抗アレルギー食品素材）：効果効能. 1-6

93）Klemens CM et al. The effect of perinatal omega-3 fatty acid supplementation on inflammatory markers and allergic diseases: a systematic review. BJOG. 2011; 118: 916-925.

94) Kunisawa J et al. Dietary ω3 fatty acid exerts anti-allergic effect through the conversion to 17,18-epoxyeicosatetraenoic acid in the gut. Sci Rep. 2015; 5: 9750.

95) 石川博通. 腸管粘膜免疫とアレルギーの制御. 第126回日本医学会シンポジウム. 2004; 68-75.

96) 新幸二. 腸内細菌による腸管T細胞の誘導機構の解明. 腸内細菌学雑誌. 2015; 29: 1-7.

97) 須藤信行. ストレスと腸内フローラ. 腸内細菌学雑誌. 2005; 19: 25-29.

98) Kalliomäki M et al. Probiotics in primary prevention of atopic disease: a randomized placebo-controlled trial. Lancet. 2001; 357: 1076-1079.

99) Fujiwara D et al. A double-blind trial of Lactobacillus paracasei strain KW3110 administration for immunomodulation in patients with pollen allergy. Allergology International. 2005; 54: 143-149.

100) Ware M. What are superfoods and why should you eat them? Medical News Today Jan 7 (2019).

■著者略歴

塩見尚史（しおみ　なおふみ）

京都大学博士（工学）
京都大学工学研究科（修士課程）終
了。（株）カネカ研究員を経て、神戸
女学院大学助教授に就任。現在、神
戸女学院大学人間科学部教授。専門
領域：肥満と老化のメカニズム。著
書：『生命科学が解き明かす体の秘
密』

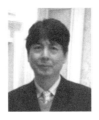

塩見晃史（しおみ　あきふみ）

京都大学博士（工学）
京都大学工学部工業科学科を卒業。現
在、京都大学工学研究科博士後期課
程に在学中。2020年度から理化学研
究所特別研究員。専門領域：生体膜
リン脂質の機能。著書：『生命科学が
解き明かす体の秘密』

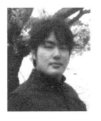

生命科学が解き明かす食と健康

2020年4月20日　初版第1刷発行

■著　　者—— 塩見尚史・塩見晃史
■発 行 者—— 佐藤　守
■発 行 所—— 株式会社 大学教育出版
　　　　　　　〒700‑0953　岡山市南区西市855‑4
　　　　　　　電話（086）244‑1268（代）　FAX（086）246‑0294
■印刷製本—— モリモト印刷㈱

ISBN978‑4‑86692‑072‑6